「うつ」は食べ物が原因だった！

溝口　徹

青春新書
INTELLIGENCE

はじめに

「薬でもカウンセリングでもない方法で、心の不調を改善できる」

　このようにいうと、あなたは驚かれるだろうか。

　わたしのクリニックには、すでにほかのクリニックから多くの薬をもらっている方が来院される。患者さんは20〜40歳代が多く、働き盛りの年代なのに思うように仕事ができずに悩み、心療内科を受診する。薬を飲んでもうつや不安などの症状が改善しなかったり、なんとなくよくはなっているのだが、薬を減らしたりやめたりすることができないため相談にくるのだ。若い女性のなかには、服薬によって結婚や妊娠などをためらう人も多い。

　じつはわたしは、精神科や心療内科を専門とする医師ではない。だからこそ現在の専門医による投薬中心の治療には疑問を感じ、常日頃からできるだけ薬には頼らない治療を心がけている。

　そのために用いているのが、オーソモレキュラー療法（栄養療法）という、日本ではなじみのない治療法だ。わかりやすくいうと、食事を見直し、サプリメントを用いて、うつ病や不安障害などを治療しているのだ。1960年代からカナダやアメリカなどでおこなわれてきた治療法だが、日本ではまだまだ知られていない「最新栄養学」ということができるかもしれない。

この治療の基本になるのは、「心（精神）のトラブルは、脳内に存在する物質のバランスが乱れたことによって生じる」という理論だ。脳内物質のバランスが乱れてしまう原因には、日々のストレスや食事の乱れなどがあげられる。

仕事、趣味、家庭、恋愛……日常には、やらねばならないことが山積みだ。これらのことには細心の注意を払い、自分の時間と労力を惜しみなく注ぎ込む。そして忙しい最中でも食事を摂っているのだが、そのような毎日では、忙しさのあまり食事がおろそかになっていると感じる方も多くいるだろう。

一方では、健康に関する多くの情報が得られる現在、食に注意を払っている人も増えている。ところが、3度の食事には注意していても、食後のデザートは欠かさないとか、間食としてスナック菓子や甘い物をつい食べていることが多いのではないか。

ここで私たちにとって〝食べる〟ということがどのような意味を持つのか、少し違った角度から眺めてみることにしてみよう。

医学的に見ると、私たちの身体は常に〝たったいまの状態〟を維持しようとしている。もちろん長い期間で見れば、〝成長や老化〟という目に見える変化があるが、先週と今週、昨日と今日、さっきといま……という時間で見るとき、わたしたちには一見なんの変化もない。つまりわたしたちが生きるということは、いまの状態を保つということであり、そのために日々、食事をしているのだ。わたしたちが食べ続けなくてはならない意味は、そこにある。そして先週も今週も変わりなく、昨日も今日もやるべきことができているときに、健康であると自覚しているのである。

一方、血圧が上がってきた、血糖値が高くなった、脂肪肝になった、腎臓に石ができた、ガンの腫瘍が見つかった……といった場合は、すべて少し以前の状態となにかが変化していること、つまりいまの状態が保てなくなったことを意味し、この変化が、わたしたちに病気であることを納得させてくれる。

ところが心（精神）の問題はどうか？

「昨日はとても気分が安定していたのに、今日は朝からやる気が出ない」「生理の前には、気分がイライラしてしまう」「夕方には少しやる気があるが、朝はどうしてもダメです」「甘い物を食べると気分が落ち着く」「空腹ではイライラしてしまう」……どうも心は、一定の状態を保つことが、身体に比べて難しいように思える。

じつはこれらの症状は、栄養不足によっても生じるのである。

オーソモレキュラー療法では、身体と同様、脳もいまの状態を一定に保つ作用が働いているため、脳内物質のバランスによって調節されている心（精神）も治療が可能だとして、長年にわたり欧米では扱われている。

きれいな花を見たら常に美しいと感じ、青空にはいつでも清々しさを感じることができる。休むべきときにはゆったりと休むことができ、がんばらなくてはならないときには、がんばれる……。このような心（精神）の状態は、安定して脳が働いているときに得られるものなのである。そして脳を安定して働かせるためには、必要な栄養素を必要な量供給することが、絶対条件なのである。

この本で紹介しているオーソモレキュラー療法の創始者の一人である、カナダの精神科医エイブラム・ホッファー博士は、わたしが彼のクリニックに見学に行ったとき、すべての患者さんに、「あなたは、いままで何を食べてきましたか？」とやさしく問いかけていた。

このような質問が、日本の心療内科や精神科のクリニックでされることはないだろう。

また、現代の日本では、誤った栄養に関する情報が氾濫している。朝バナナ、朝キウイ、夜トマト……といったダイエット法が紹介され、脳には砂糖が必要であるかのようなコマーシャルまで存在する。いまこそ、健康と栄養に関する大量の情報に惑わされず、正しい情報を選択するための知識が必要なのだ。

本書で詳しく述べるが、ストレスが多い現代社会では、脳で多くの栄養素が消費される。また偏った食事や間違ったダイエットなどにより、脳で消費された栄養素が充分に供給されない状況に陥っている人が増えている。もはや、心（精神）のトラブルは、他人事ではないのである。

しかし、医療機関を訪れる前に、自分たちでできることがある。また、日々の食事の工夫で、心（精神）のトラブルを予防することができる。さらに、すでに投薬治療をおこなわれている方々にも、自分でできる改善法として、オーソモレキュラー療法の考え方はひじょうに有用なのである。

自分の食生活を見直し、栄養不足になってしまった自分の大切な脳に必要な栄養素を注ぎ込めるような食事にすることは、だれにでもできる安全なアプローチである。

この本を通して一人でも多くの方が、本来の自分の心（精神）を取り戻し、生き生きとした毎日を送るきっかけになればと強く願っている。

「うつ」は食べ物が原因だった！　目次

第2章　心をつくる脳の仕組み　33

第3章　栄養療法で心が元気になるメカニズム　55

編集協力　コアワークス
本文デザイン・DTP　センターメディア

第1章

「うつ」の95%は脳の栄養不足!?

◉年々増え続ける「うつ」

うつ症状を訴える人が増えている。それを証明するのがうつ関連のデータの数値だ。厚生労働省がおこなった調査によると、「うつ病・躁うつ病の患者数」は、1996年には43万3000人。ところが2005年になると、この数値が92万4000人と2倍以上に跳ね上がっているのだ。

これは医療機関で診断や治療を受けた人の数だから、人知れずうつ症状に悩んでいるというケースは、はるかに多いことが想像される。特徴的なのは男女とも30代、40代、50代の働き盛りの時期（女性の場合は60代、70代も多い）に、症状を訴える人が多いという点。仕事の環境がますます厳しさを増してきたということだろう。

その傾向はここにきてさらに加速している。まだまだ底が見えない経済不況のなかで、企業倒産が相次ぎ、当然のようにリストラや派遣切りがおこなわれ、その裏側では労働条件が過酷なものになっている。不安は募るばかりだ。

「うつ？　自分には関係ないな。仕事が忙しくてストレスはたまるけれど、まさか、うつなんてことにはならないだろう」

「たまに気分がすぐれないことはあるけど、うつなんかとは無縁だよ」

ほとんどの人がそう考えているのではないか。しかし、「まさか」にも「無縁」にも、容赦なくうつは忍び寄るのだ。だれもがストレスを高じさせているいま、うつは決して他人事ではない。〝明日はわが身〟の深刻な悩み。それがうつの現状なのである。

わたしの実感でも、うつ症状の訴えが増えているのは間違いない。気になるのは、若い女性に増加傾向が見られることである。うつやパニック症候群などの診断をくだされ、大量に薬を処方されているというケースが、若い女性層に増えてきているのだ。それで結婚や出産をためらっていることが少なくない。これも見過ごしにはできない問題である。

◉典型的なうつ症状とは？

では、うつ症状とは、具体的にどのようなものなのだろう。

よく眠れない、いわゆる睡眠障害はうつの典型的な症状だ。また、朝早く目覚めてしまう早期覚醒もそう。夢をたくさん見る（多夢）というのも症状のひとつだが、これは眠りが浅いためである。その夢も悪夢であることが多く、一度目覚め、また眠りに落ちて、その夢の続きを見ることも少なくない。寝言をいっぱいいったり、夜叫症といって夜中に叫んだりするのも、うつに見られる症状のひとつだ。

心の症状としては、文字通り、憂鬱《ゆううつ》な気分になる、気分が滅入る、ひどく落ち込むといったものがあげられる。さまざまな場面で湧き上がってくる、喜怒哀楽の感情の起伏も乏しくなる。ふつうなら、湧き上がってきて当然の場面でも、怒りや喜びといった感情が湧かないのだ。

自分に自信がなくなり、自分は価値のない人間だと考える（自己卑小感）ようになって、周囲に迷惑をかけている自分の存在が申し訳ない、足手まといになっている、という感覚（自責感）に陥る。不安や焦燥感も募るばかりだ。

なにごとに対しても意欲がなくなり、「億劫《おっくう》だ」「やる気が起こらない」という状態が続く。仕事や勉強、あるいは家事などについても、やらなければとは思うのだが、それを行動に移せない。身体が動かないのである。また、あらゆるものに対して興味を失ってしまうのも症状のひとつだ。

思考にも異変が起きる。頭の回転が鈍くなり、なにかを考えようとしても、堂々めぐりを繰り返すばかりで先に進めない、決断や判断が必要なときでも、それができない、といったことになるのだ。

食事をしても味がわからない、砂を噛んでいるようで味気ない、ということで食欲が湧かなくなったり、性欲が低下したりするというのも、うつ症状と考えられる。

身体にあらわれる症状としては、疲労、頭痛、倦怠《けんたい》感、頭が重い、めまい、吐き気、口の渇き、便秘、下痢などがうつ症状の典型的なものだ。

◉現在は投薬治療が主流

前項であげたさまざまな症状から、医師はうつの診断をくだす。身体や心の変調を感じて病院やクリニックを訪れ、

「最近、眠れなくて、夢もよく見るんです。気分も沈みっぱなしで、なにもする気にならなくなってしまって……」

などと自覚している症状を訴えると、医師は診断マニュアル（１５３ページ参照）と照らし合わせ、うつかどうかの判定をするという流れだ。さぁ、そこから治療が始まるわけだが、まず、どんな治療がおこなわれるか、ちょっと想像してみてほしい。

「なにが原因か探ろうとするはずだから、当然カウンセリングということになるのでは」

おそらくそう考える人が多いに違いない。ところが、心療内科の医師も、精神科のドクターも、綿密なカウンセリングをおこなう、カウンセリングを主体に治療を考える、とい

うケースはきわめて少ないのが現実だ。投薬を主体にした治療が圧倒的に主流なのである。

理由はカウンセリングのトレーニングを積んだ医師やカウンセラーの不足にある。本来なら、職場の環境や仕事上での人間関係、家庭環境などを詳しく聞くなかで、どういう過程を経てその症状が起きているのかを見きわめるべきである。薬を使うにしても、うつの原因となっている環境や関係をどうやって改善していくかということに重きを置くのが、本来の治療というものである。

しかし、そのスキルが不足している。だから、投薬治療をするしかない。風邪をひいて医師にかかれば、熱がある場合には解熱剤が、咳が止まらなければ咳止めが処方される。出ている症状を抑える対症療法だが、なんと、それと同じことがうつの治療でもおこなわれているのである。つまり、眠れなければ睡眠薬を、気分の落ち込みがひどければ抗うつ剤を……というのが、いまのうつ治療の実情なのだ。

ただし、「心の風邪」といわれるうつでも、ほんとうの風邪とは違う。風邪は治ってしまえばもう薬は必要なくなるが、うつの治療薬には依存性がある。そこで飲み続けることになるわけだが、長く飲んでいるうちにだんだん効かなくなり、量を増やさなければならなくなったり、種類を変える必要が出てきたりするのである。

また、調子がよくなっても、「薬をやめるのが怖い、やめられない」ということになりがちだ。これもうつ治療の大きな問題になっている。

問題はもうひとつある。たとえば、職場での人間関係が原因でうつ症状になり、治療のためにしばらく職場を離れるというケースがある。この場合、環境を変えたことで、うつの主原因は取り除かれたはずだから、症状も改善するはずだ。しかし、思うように症状がよくならない、ということが珍しくない。

この事実は、なにを意味しているのだろうか。

これまで環境の問題が大きいと考えられていたうつの原因が、それ以外のところにあることを物語っている。

◉ハリウッド女優を復活させた驚異の治療法

映画『おくりびと』がアカデミー賞外国語映画賞でオスカーを獲得したことで、ハリウッドが身近に感じられるようになったという人が、けっこういる。そのハリウッドでいまも活躍しているマーゴット・キダーという女優をご存じだろうか。

すぐには顔が思い浮かばなくても、ヒット映画『スーパーマン』で、クリストファー・

リーブが演じたスーパーマンの相手役、新聞記者のロイス・レーンをつとめた女優といえば、「あぁ、彼女か」とうなずく人が多いはずだ。

ハリウッド・スターとしてのステイタスを保ち続けるのは容易ではない。体形の維持に注意を払う一方、さまざまな社交の場に顔を出し、つきあいを広めることもしなければならない。当然、生活のリズムは大きく崩れる。彼女の場合も、ロクに食事も摂らず、お酒に浸る日々だったようだ。

そんななかで、生来、繊細な神経の持ち主だった彼女は壊れていったのである。精神的に不安定になり、著名な医師の診断や治療を受け、薬を飲み、カウンセリングを続けながら、彼女は仕事の現場に通った。しかし、症状の改善は見られなかった。

そして、あるとき、生放送の最中に症状があらわれてしまったのだ。衆人環視のなかでの不自然なふるまい。マスコミは「マーゴットはおかしい。彼女はもうおしまいだ」といった論調の記事を立て続けに掲載した。

症状はますます悪化するばかりだった。電話が盗聴されている、前の夫が殺しにくる、などの妄想に悩まされるようになったのである。自分は生きていても価値がないと思い込み、自殺をはかったこともあったようだ。

彼女が発見されたのは、さる屋敷の庭だった。髪を切り、差し歯も抜いて、ほとんど半裸状態で保護された彼女は、ホームレスにしか見えなかった。素性があきらかになったのは、しばらく経ってからである。

再び、治療を受けるようになった彼女だが、もう、従来のような投薬やカウンセリングにはうんざりだった。親子関係や家庭環境、生育歴、男性関係など、カウンセラーに求められるままに、これまで何度も語ってきたことをまた繰り返すことに、耐えられなかったのである。

彼女はみずから、別の治療法を求め、鍼《はり》の医師と出会う。彼女がカナダ出身であることを知った医師の口から語られたのは、こんな言葉だった。

「きみはカナダ出身なのに、いままでホッファー博士のもとを訪ねたことはないのか？」

彼女は、エイブラム・ホッファー博士がカナダ人の精神科医であり、生化学の博士号も持つ人物だということを知る。紹介されてホッファー博士のクリニックを訪ねた彼女だが、精神科医に対する信頼感は失われたままだった。

「きっとまた、同じようにプライベートについて、あれこれことこまかに聞かれるんだわ」

おそらく、彼女の心に渦巻いていたのは、そんな疑念だったはずだ。ところが、ホッファー博士の第一声は、彼女が予想もしなかった言葉だったのである。

「あなたはいままで、どんなものを食べてきましたか？」

博士の話から、彼女は栄養療法というものがあることを知った。彼女の症状の原因は、それまでのムチャクチャな食生活による栄養の欠損にある。それが博士の見立てだった。

博士の指導で、彼女は栄養療法に取り組んだ。そして、みごとに回復したのである。

その後、マーゴット・キダーは再婚して子どもにも恵まれ、現在は孫に笑顔を向けるおばあちゃんとなっている。映画界にも復活し、助演女優としての渋い演技で存在感を示しているのである。

さて、ここまで紹介してきたマーゴット・キダーのエピソードは、前項でお話しした「環境以外のうつの原因」をあきらかにするものだ。

そう、「いままでなにを食べてきたか？」ということ、つまり、身体の栄養状態が、うつ症状を引き起こす大きな原因になっているのである。

◉きっかけはガン患者の治療

ハリウッド女優・マーゴット・キダーを、うつ症状から完全に復活させた治療法、うつの原因を栄養素の不足、欠乏に求め、必要な栄養素を補っていく治療法が、「栄養療法」、正しくは、「分子整合栄養療法」（オーソモレキュラー療法）と呼ばれるものだ。

その創始者であり、現在も第一人者として、カナダで多くの患者の治療に取り組んでいるのが、前述したエイブラム・ホッファー博士である。博士は精神疾患に対する栄養療法だけでなく、ガンに対する栄養療法でも知られている。

アメリカやカナダでは、ガン治療についてあるシステムが定着している。治療を受けている患者は抑うつ症状をともなう。ガンの専門医はその対応のため、精神科医と手を携えて治療に当たるのだ。精神科医のコンサルテーションによって、うつの診断やコントロールをおこなうわけだ。

ホッファー博士は精神科医として、ガン患者の精神疾患の診断や治療を受け持っていた。そして不思議なことに、ホッファー博士によってうつ病の治療を受けているガンの患者の多くが、生存日数がそのほかの患者と比較して著しく長期間になっていたのである。

博士はもともと生化学の分野で博士号を取得していて、身体にあらわれる症状を分子レベルで研究していた。つまり、分子で構成されている身体のなかの物質が、なんらかの変化をきたし、その反動によって症状があらわれる、と考えたのである。

とくに博士が興味を持ったのが、幻覚や幻聴を訴える精神疾患だった。当時から、精神疾患へのアプローチは、患者が訴える症状によって診断されていた。つまりうつ症状や不安や幻聴などの症状が診断の根拠にされており、脳内で起こっている生化学的な変化については、まったく考察されていなかったのである。このことは基本的に現代の精神科・心療内科の診断・治療と大きな差はない。博士はこれに違和感を持ったのである。

精神疾患には、脳のなかの物質の変化がかかわっている。それが博士の仮説だった。その証明のために、さまざまなアプローチをおこなった博士は、栄養素であるナイアシン（ビタミンB_3）を中心とした治療が、統合失調症に確かな成果を上げることを確認したのである。博士はその研究成果を『How to live with Schizophrenia（統合失調症とどう生きていくか）』というタイトルで発表する。

しかし、当時の精神疾患についての考え方に真っ向から対立するホッファー博士の説が、医学界に受け入れられるはずもない。博士は〝異端者〟のレッテルを貼られ、学会を追われるのである。

もちろん、自説に揺るぎない確信を持っていた博士は、ガン患者に対しても栄養素を使う治療をおこなった。精神疾患への対応としておこなったわけだが、それによってガンの進行も遅れることがわかり、その後、ガン治療にも栄養療法が積極的に取り入れられるようになった、という経緯がある。

さて、医学界には受け入れられなかったホッファー博士の発表だったが、たった一人それに注目した人物がいた。ノーベル化学賞、ノーベル平和賞の２つを受賞した、ライナス・ポーリング博士だ。

ポーリング博士は、病気の予防・治療効果を上げるためには、身体を分子のレベルから考える必要があることを主張し、現代医学にはその視点が欠如していることを指摘していた。しかし、病気の予防や治療のためには、ビタミンをはじめとする栄養素（分子矯正物質）を正しく使うことが必要だと訴えた博士にも、ホッファー博士と同様、猛反発の声、非難の嵐が集中したのである。

そんななかで、二人の交流は始まった。ポーリング博士は、先にお話ししたナイアシンを多量に投与することによって、統合失調症が改善したという、ホッファー博士の発表内容を受け、「分子整合栄養医学」という新たな考え方を提唱する。この言葉が初めて登場したのは、アメリカの雑誌『サイエンス』の誌上であった。

◉投薬治療と栄養療法の違い

身体（脳）の栄養状態を調べ、不足している栄養素を見きわめ、それを補うことでうつを始めとする精神疾患を改善していこうとする栄養療法は、一般におこなわれている治療法とは決定的に違う。

では、なぜ、栄養療法はうつ症状に有効なのか。簡単にそのメカニズムを説明しよう。

たとえば、「やる気がない」といううつ症状を訴えているケースだ。その原因のひとつとされるのは、脳のなかでセロトニンという神経伝達物質が不足していることである。

脳の神経細胞はシナプスという部分を介して、信号を伝達している。シナプスにはシナプス小胞と呼ばれるブドウの房のようなものがあって、そこにセロトニンなどの神経伝達物質がたくさん詰まっている。

やる気がない状態になると、「やる気を出さなければいけない」という電気信号が伝わり、シナプス小胞からセロトニンが放出される。放出されたセロトニンは次の細胞のシナプスでキャッチされ、その繰り返しによって信号は次々に伝わり、やる気が出てくるというわけだ。

放出されたセロトニンは受容体に結合し、情報を伝達したのちに受容体からはずされて、再吸収されてシナプス小胞に蓄えられることになる。

セロトニンが不足していると、このメカニズムが充分に働かないため、やる気が起こらない状態が続く。そこで、一般の治療ではＳＳＲＩという薬を使って、再吸収をブロックし、シナプス間のセロトニンの濃度を高め、信号伝達をスムーズにおこなわせようとするのである。結果として、「やる気がない」といううつ症状は改善されるのだが、セロトニンが再吸収されないのだから、シナプス小胞のセロトニンの量はどんどん減っていくことになる。

ＳＳＲＩを使っているうちに、効きが悪くなり、量を増やしたり、種類を変えたりしなければならなくなるのは、そのためだ。

栄養療法の考え方はまったく違う。セロトニンの材料となる栄養素、たとえば、アミノ酸や鉄、亜鉛、ビタミンB_6などを身体に取り入れることによって、セロトニンそのものを増やすのである。だから、一般の治療とは逆の現象が起きる。薬の効きがよくなり、スムーズに量を減らすことができるのだ。

栄養療法が広く普及すれば、抗うつ剤などによる副作用の悩みも解消すると思うのだが、残念ながら、現在のところは圧倒的に亜流の位置に置かれている。精神疾患の治療に活かしているドクターは、数えるほどしかいないのが現状だ。認知までの道のりは、依然、険しいのである。

◉うつの95％は食事と深くかかわっている

栄養療法は、起きている症状の原因が栄養素の不足、欠乏にあるという考え方が基本になっている。わかりやすくいえば、食事に問題があるということだ。もちろん、うつ症状には環境的な要素や性格もかかわっている。食事だけが原因だとは言い切れない。

しかし、食事がまったくかかわっていないうつは、おそらく5％未満ではないか、とわたしは思っている。逆にいえば、うつに悩む人の95％は食事になんらかの問題があると考えられるのである。

たとえば、性格が内向的で暗く、打たれ弱い。環境も強いストレスを受けるものであったため、うつになったケースがあるとしよう。一般の治療では、食事に目を向けることはないが、栄養療法では食事の問題点を検査によってあぶり出す。問題点があれば、それを解消する方向で栄養素による治療がおこなわれるわけだ。

その結果、症状が改善されるケースはいくらでもある。性格はもちろん、環境も以前のままだが、「自分が変わってきたのが実感できる」という人が大勢いるのである。食事の影響が大きいことを証明する症例とはいえないだろうか。

また、甘い物が好きで、米やパンなどを多く食べる食習慣で、うつ症状が出ているという人がいる。このタイプは年末年始が〝危険ゾーン〟だ。年末年始は食事が乱れがちになるし、お酒を飲む機会も増える。クリスマスのケーキ、正月のお餅、そしてお酒によって、症状が悪くなるケースが非常に多いのである。後述するが、これもうつ症状と食事の緊密な関係を示すものである。

◉心のトラブルを抱える人の食傾向

うつの治療を受けている患者さんには、共通した食傾向といったものがあるようだ。若い女性の場合は、ダイエットに取り組んだ経験があるというのもそのひとつ。ダイエットの方法は、それこそ多種多様だが、いずれにしても、栄養不足状態は起きる。それがうつとかかわっているのは間違いないと、わたしは考えている。

食材の好みに偏りがあるというのも傾向のひとつだ。たとえば、コーヒーには目がなく、カフェインを大量に取り込んでいるとか、甘い物が大好物で、砂糖の摂取量が異常に多いといったケースがよく見られる。後章であきらかにするが、砂糖はさまざまな問題をはらんでいるのである。見落としがちだが、うつの患者さんには白米やパンといった炭水化物（糖質）が大好きだという傾向があることも、指摘しておきたい。

もっとも、これら食傾向に関するデータといったものはない。なぜなら、うつの治療では食事について聞くこともしないし、ましてや食事指導などはまったくおこなわれていないからである。何年も薬を服用している場合は、肝臓に影響がないか定期的にチェックする必要があるが、それすらもおこなわれていないという話もあるようだ。

そのような現状であるため、ここでお話しした食傾向は、あくまでわたしが実際に診断や治療をおこなった患者さんについてのものであることを、お断りしておく。あわせていっておけば、わたしは若い女性は栄養療法の効果が高いという手ごたえを感じている。その背景には、食事制限によるダイエットの影響もあるのではないかと思っている。

「心の問題」と思われていたうつが、どのように食事とかかわっているのか——次章から詳しく解説していこう。

第2章

心をつくる脳の仕組み

◉心の変化は、脳の変化

心の動きや感情の起伏は、どのようなメカニズムで起きているか、考えたことがあるだろうか？

「うれしい、悲しいといった感情は、そのときの気分がつくっているのでは」

「落ち込んだり、心がふさいだりするのは、ストレスが原因」

このように思っている人が多いのではないか。しかし心や感情は、脳がつくっているのである。

脳には神経細胞が集まっていて、それぞれの細胞は固有の神経伝達物質によって情報伝達がおこなわれている。そのなかに感情や感覚を伝える神経細胞もあるのだ。

感情や感覚の伝達を受け持っているのは、興奮系の神経細胞、抑制系の神経細胞、そして調整系の神経細胞だ。この3つの神経細胞のバランスによって、心はさまざまな状態になり、感情も湧き上がってくるのである。

3つの神経細胞の関係は、昔懐かしいおもちゃ「やじろべえ」をイメージするとわかりやすいかもしれない。中央の支点で左右に伸びた重しを支え、微妙なバランスをとるおもちゃがやじろべえだが、興奮系の神経細胞と抑制系の神経細胞が左右の重し、支点に当た

◉3つの神経伝達物質の関係

バランスがとれている状態

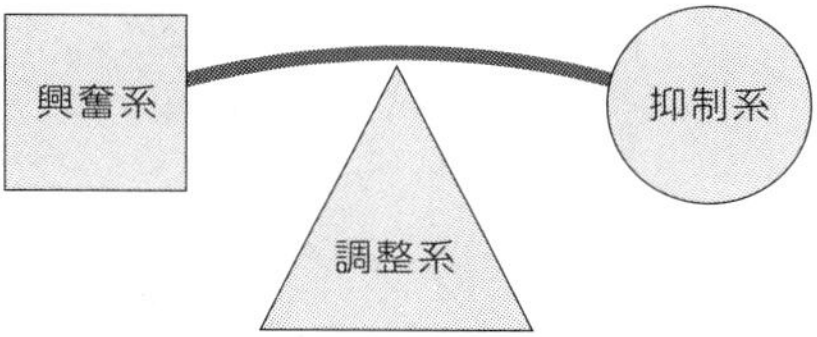

バランスが崩れている状態

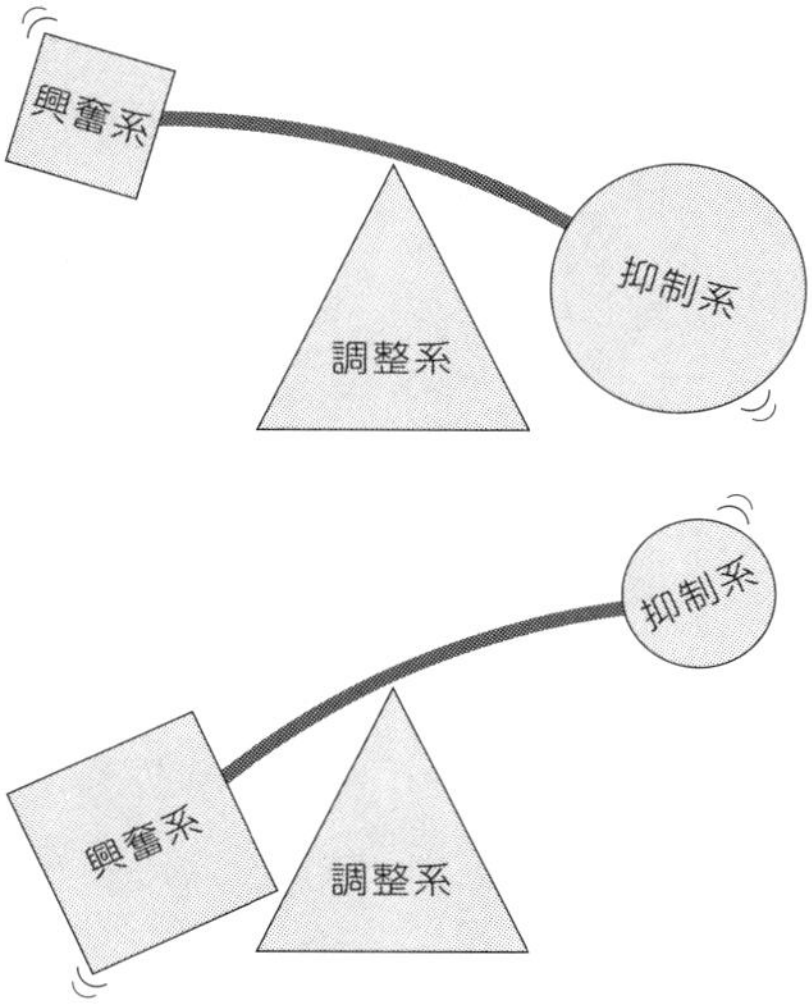

るのが調整系の神経細胞といえる。

心や感情が安定している状態では、興奮系の神経細胞と抑制系の神経細胞、調整系の神経細胞から分泌《ぶんぴつ》される神経伝達物質が、それぞれ適量でバランスがとれている。やじろべえは左右どちらにも傾かず、水平を保った状態にあるわけだ。

心が穏やかで気分がよく、光や風のそよぎも心地よく感じられ、食べるものはなんでもおいしい。身体の調子もよく、動きも軽い。

そんな心身状態にあるとき、脳の神経伝達物質のバランスはもっとも調和しているといっていい。

ところが、脳のなかで神経伝達物質のバランスが崩れると、心や感情に変化が起きる。悲しみに沈んだり、怒りが込み上げたり、不安が渦巻いたり、イライラが高じたり……ということになるわけだ。そうした心や感情の変化はすべて、脳内物質（神経伝達物質）の状態をそのまま反映しているのだ。

うつ症状の治療に使われる薬も、脳内物質のバランスが心や感情をつくるということを前提にデザインされている。たとえば、抗うつ剤は、うつ状態をつくり出している脳内物質のバランスの崩れを整える、つまり、やる気を出す物質を脳内に増やすようにデザイン

◉脳内神経伝達物質の種類

興奮系

神経伝達物質	おもな作用
ドーパミン	快感・陶酔感、情緒・認識、攻撃・創造性、運動機能
グルタミン酸	記憶、神経細胞の興奮
アセチルコリン	学習・記憶、睡眠
ノルアドレナリン	目覚め、集中力、積極性、興奮・攻撃、不安、恐怖、痛みの軽減

抑制系

神経伝達物質	おもな作用
GABA	脳の興奮を抑制

調整系

神経伝達物質	おもな作用
セロトニン	行動は抑え、気分を保つ

されているのである。

◉3つの神経伝達物質の働き

興奮系、抑制系、調整系、それぞれの神経伝達物質にはどのようなものがあり、どんな働きをしているかを見ていこう。

3つのうちもっとも種類が多いのは、興奮系の神経伝達物質だ。ノルアドレナリン、ドーパミン、アセチルコリン、グルタミン酸などがそれ。興奮系がたくさんあるのには理由がある。人間も生物の一種だが、自然のなかにいる生物は、いつ外敵に襲われるかわからないという、危険と背中合わせの状態で生きている。常に生命の危険にさらされているわけだ。そのなかで生き抜くには、攻撃と防御にかかわる興奮系の神経伝達物質が不可欠になる。興奮系がたくさんあるのは、まさに生存のためなのである。

興奮系の神経伝達物質が適度に分泌されていると、気分がよく、ほどよい緊張感がある。また、元気もあって、やる気にも満ちた状態になる。もちろん、それぞれの物質によって担当分野が決まっている。

たとえば、仕事に集中しているときにはノルアドレナリンが、なにかを達成して喜びと充実感を味わっているときにはドーパミンが……といった具合だ。

この興奮系の神経伝達物質が不足すると、元気がなくなり、気分が落ち込む。

抑制系の神経伝達物質の代表がGABA《ギャバ》（γ－アミノ酪酸）だ。抑制系はほかにいくつかあるが、GABAは圧倒的に多く、脳のなかの神経細胞の30％をこのGABA神経が占めている。

GABAの働きは、脳が興奮した際のブレーキ役。アクセル役である興奮系とのバランスをとっているのがこれだ。不足すれば、興奮が鎮まらず、時にけいれんを起こしたりすることもある。

調整系の神経伝達物質は多くない。その代表的な物質がセロトニンだ。セロトニンは通常、興奮系の神経伝達物質に分類されるのだが、行動に対しては、それを抑え鎮めるなど、抑制的に働くのである。セロトニンの不足は抑うつ感情をもたらす。

◉脳内バランスが崩れるとどうなるのか

３つの神経伝達物質は、互いにバランスをとりながら、わたしたちの心を健全に保っている。しかし、どれかが過剰に分泌されたり、どれかが不足した状態になると、それが症状になってあらわれる。

興奮系の神経伝達物質が過剰になったり、抑制系の神経伝達物質が不足して、バランスが崩れると、そわそわしたり、イライラしたりする。また、不安や恐怖を感じるといったこともある。興奮系は攻撃性を刺激するから、戦闘モードに突入することもあるのだ。

電車のなかで、些細なことからトラブルになり、相手を殴りつけた、などの事件がしばしば報じられるが、ふつうならなにごともなくやり過ごせることも、興奮系が強くなっていると暴力沙汰に発展してしまうこともあるのだ。

興奮系の過剰が、どのような行動になってあらわれるかは、性格に負うところが大きい、というのがわたしの実感だ。イライラ感をどうしていいかわからなくなって、ものを投げたり、壁を壊したりする人もいるし、不安と恐怖のために部屋に閉じこもってしまう人もいる。先にあげたように、他人に対する攻撃性が前面に出る人もいるのである。

もっとも、そうした状況では、イライラを感じると同時に不安や恐怖も抱えている、不安でありながら攻撃性も刺激されている、ということがあるから、行動としてどうあらわれるかは、やはり、性格と関連していると考えるのが妥当ではないかと思う。

一方、抑制系の神経伝達物質が強くなった場合はどうだろう。抑制系といえばGABAだが、じつはこのGABAが強くなることは、ほとんどないのである。

「でも、現実には反応が鈍くなって、なにもやる気が起きないってことがあるじゃないか。それは抑制系が強くなっていることでは？」

そう疑問に思う人がいるかもしれないが、ぼんやりして反応が鈍くなる、やる気がなくなるというのは、たいがいセロトニンに問題があるケースなのだ。つまり、調整系のセロトニンの分泌が充分におこなわれないことによって、心が抑うつ的な状態になるのである。

◉神経伝達物質はこうしてつくられる

筋肉や皮膚、髪の毛など、わたしたちの身体をつくっている重要な成分はたんぱく質だが、神経伝達物質の〝主原料〟も、そのたんぱく質だ。

食事によって体内に取り入れられたたんぱく質は、消化酵素でアミノ酸に分解され、血液に入って身体の各部分に供給される。

脳に送られたアミノ酸は、L－グルタミン、L－フェニルアラニン、L－トリプトファンのかたちで脳内に入り、その後、いくつかの反応を経て神経伝達物質に合成される。その流れは、43ページの図のようになっている。

注目すべきは、L－グルタミン酸からGABAへの流れ。興奮系の神経伝達物質であるグルタミン酸から、抑制系の神経伝達物質GABAが合成されるのだ。つまり、興奮系のグルタミンが増えれば、自動的に抑制系のGABAが増えるという仕組みが、きちんとでき上がっているのである。絶妙のコンビネーションというしかない。

ただし、実際はこのみごとな仕組みが充分活かされているとはいいがたい。グルタミン酸からGABAへの反応がスムーズにおこなわれていないケースが多いのである。その結果、興奮系ばかりが増え、抑制系ができない。

てんかん症状を持っている人、けいれんを起こしやすい人などがその典型だ。神経の興奮が強すぎて抑制がきかないため、引きつけを起こしてしまったりするわけだ。

また、L−トリプトファンからの流れにあるセロトニンは、気分を落ち着けて睡眠に入っていくために欠かせない神経伝達物質だが、これもうまくできない人が少なくない。うつ症状の原因となるセロトニン不足があれば、その下にある、睡眠のバランスをとるメラトニンも不足し、睡眠障害をきたすことにもなる。睡眠障害はうつの初期症状だ。

では、なぜ、神経伝達物質の合成がうまくいかなくなるのだろうか。じつは、5−HTPからセロトニンにスムーズに流れていくためには、なくてはならない栄養素があるのだ。それがビタミンB_6だ。ビタミンB_6が充分にないと、この部分の反応がうまくいかないのである。

この反応だけではない。L−ドーパからドーパミンへ、L−グルタミン酸からGABAへ……という反応でも、ビタミンB_6が重要な役割を果たしているのである。

まとめると、重要な神経伝達物質の主材料はたんぱく質。だから、たんぱく質をたっぷり摂ることはもちろん大切だが、そこから神経伝達物質がつくられる過程では、ビタミンB_6に存分に働いてもらわなければならないのだ。

たんぱく質とビタミンB_6は、神経伝達物質の二大重要アイテムといっていい。

◉神経伝達物質の合成過程

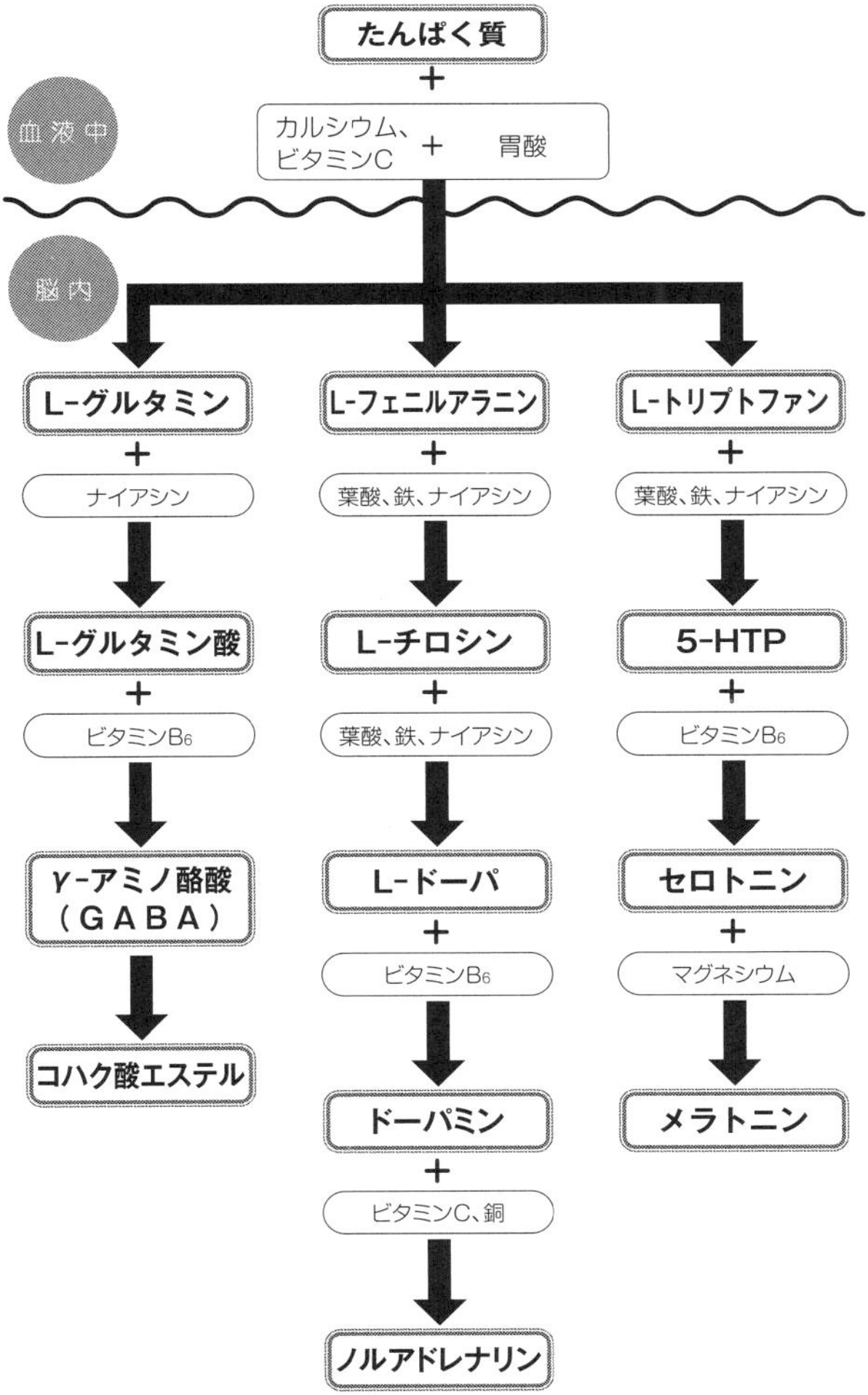
たんぱく質
+
カルシウム、ビタミンC + 胃酸
血液中
脳内
L-グルタミン
+
ナイアシン
L-グルタミン酸
+
ビタミンB6
γ-アミノ酪酸（GABA）
コハク酸エステル
L-フェニルアラニン
+
葉酸、鉄、ナイアシン
L-チロシン
+
葉酸、鉄、ナイアシン
L-ドーパ
+
ビタミンB6
ドーパミン
+
ビタミンC、銅
ノルアドレナリン
L-トリプトファン
+
葉酸、鉄、ナイアシン
5-HTP
+
ビタミンB6
セロトニン
+
マグネシウム
メラトニン

◉たんぱく質を摂らなくなった日本人

現在、健康法やダイエットと称するものはどのくらいあるのだろう。天文学的数字とまではいかないだろうが、百花繚乱のレベルは間違いなく超えている。これも問題なしとはいえないのである。

健康法にしろダイエットにしろ、食事に関する面では「控える」ことにアドバイスの重点が置かれる。「炭水化物を控えましょう」「脂質を控えましょう」「肉類を控えましょう」……。食事指導のお題目に「〜を増やそう」というものはまずないといっていい。

もちろん、控えるべきものは少なくない。しかし、肉類（たんぱく質）を控えることには異論があるのだ。すでにお話ししたように、たんぱく質は神経伝達物質の原料だ。それを控えたのでは、神経伝達物質が充分につくられないし、バランスを保つこともできない。それが、うつなど心の症状を訴える人が増えている背景になっていることは、おおいに考えられるのである。

食事から摂取されたたんぱく質の一部は、血液中でアミノ酸として存在する。脳内でセロトニンの材料となるトリプトファンは、動物性のたんぱく質に多く含まれているアミノ酸の代表格だ。動物性たんぱく質をせっせと食べなければ、トリプトファンなどは充分な量を摂取できないのである。たんぱく質については、こんな人がいる。

「肉は確かに控えているけれど、豆腐や納豆などの大豆製品はたくさん食べるようにしている。〝畑の牛肉〟といわれる大豆を食べているのだから、たんぱく質が不足しているということはないはずだ」

しかし残念ながら、大豆などの植物性たんぱく質に含まれているトリプトファンは、動物性に比べて少ないのだ。必要量をカバーするのはなかなか難しいため、食べ方の工夫が必要だ。たとえば、納豆にウズラの卵を加えるだけでも、たんぱく質としてのバランスはよくなる。わたしの患者さんのなかには、納豆に粉チーズをかけている人もいる。これもいいアイディアだ。

しかし、さらに有効なのは肉類をしっかり食べることである。肉類を控えることが健康法やダイエットの王道かのように喧伝されているが、それが誤った常識であることははっきりしている。もっと、堂々と肉類を食べていいのだ。

◉代謝の低下も問題

神経伝達物質の原料であるたんぱく質の不足と同時に、代謝が低下していることも問題だ。原料をある物質につくり変える過程が代謝だが、そこに深くかかわっているのが酵素なのだ。わたしたちの身体のなかの代謝は、ほとんどが酵素の働きによるものだといっていい。じつはこの酵素もたんぱく質である。

余談になるが、たんぱく質の英語表現であるプロテインは、ギリシャ語の「第1位のもの」を意味するプロティオスが語源だとされるが、それは「生命にとってもっとも重要である」ということをあらわすそうだ。まさしく、わたしたちの命にとってもっとも大切な栄養素がたんぱく質だということは、言葉の成り立ちからもあきらかなのである。

酵素の話を続けよう。酵素がある物質を別の物質に変える働きをするためには、補酵素、あるいは補因子が必要になる。そして、補酵素のほとんどはビタミンであり、補因子はミネラルであることが多い。

神経伝達物質との関連でいえば、たとえば、興奮系のグルタミン酸から抑制系のGABAをつくるには、脱炭酸酵素という酵素が必要になる。さらにこの酵素を働かせるには補酵素がいる。ここで補酵素の役割を果たしているのがビタミンB_6だ。

ビタミンB_6の重要性はすでにお話ししたが、それが不足すれば、脱炭酸酵素が働かず、結果としてGABAの生成がうまくいかないというわけだ。代謝を高め、GABAに変換させるには、ビタミンB_6を補給するしかない。実際、ＧＡＢＡの不足でイライラするという人に、ビタミンB_6を服用してもらうと、気分が落ち着くのである。

たんぱく質が神経伝達物質に変わっていく過程では、どの段階でも必ず、酵素と補酵素が働いている。なかでもナイアシンには、ビタミンB_6と並んで、補酵素としての働き場所が多い。Ｌ－グルタミンがＬ－グルタミン酸に変わるときを始め、反応の初期段階ではすべてナイアシンがかかわっている。つまり、ナイアシンが欠乏してくると、反応の初期段階からつまずき、神経伝達物質の大きなバランスの崩れにつながるのである。ナイアシンの服用で、うつ症状を始めさまざまな精神症状の改善が見られるのはこのためである。

ちなみに、ナイアシンはホッファー博士が精神疾患治療の中心に据えている栄養素だが、以前はビタミンB_3の名で知られていた。呼称が変わったのは、「体内でつくれない」というビタミンの定義に合わないことがわかったからだ。

それまで体内ではつくれないと考えられていたビタミンB_3が、じつはセロトニンの材料であるトリプトファンからつくられることが、あきらかになったのである。

栄養素に関しては、どこか身体のなかでつくれない物質がより大切だと考えられがちだが、実際には身体のなかでつくれる物質が大事なのだ。だからこそ、つくれる仕組みが体内にできているのである。

神経伝達物質に変わる反応の初期段階に登場する補因子で、鉄と葉酸も見逃せない。とくに女性は鉄が不足しがち。それが原因で精神的なトラブルになっているケースは少なくない。また、葉酸についても、外国では葉酸を摂ることでうつ病が改善するという論文が、かなり発表されている。

いずれにしても、補酵素、補因子といったビタミンやミネラルのうち、なにかひとつが極端に欠乏しているだけでも、身体には影響を及ぼす。まず、欠乏している栄養素を正確に突き止め、それらを上手に摂取していくことが、神経伝達物質の代謝のプロセスのパワーアップに直結するのである。

◉脳のなかには〝関所〟がある

では、脳に必要な栄養素はどのようにして摂るのがいいのだろうか。

わたしたちの身体のなかでは、休むことなく血液が循環し、身体の各部に必要な酸素と栄養素を送り届けている。酸素と栄養素は毛細血管を通して各組織とやりとりされるわけだが、じつは脳の毛細血管にだけ、特殊なシステムが備わっている。

「血液脳関門」がそれだ。脳の毛細血管は、その壁をつくっている細胞のあいだが狭くなっていて、脳のなかに入ってくる物質を制限しているのだ。目的はもちろん、脳にとって不必要なもの、よくないもの、害になるものをシャットアウトするためだ。この関所があることで、脳は守られているわけである。

関所を通過できないのは、大雑把に括《くく》ってしまえば、「脳の組織や機能に作用する物質」である。血液のなかには脳に作用する物質がたくさん入っている。無制限に入れてしまったのでは、脳の働きに支障をきたす。そこで、そうした物質は直接脳に入らないような仕組みが、遺伝子に組み込まれているのである。作用する物質は、その材料を取り入れて、脳のなかでつくるというメカニズムになっているのだ。

食材に含まれる、脳に影響がある物質やたんぱく質などの多くは、関門を通過することができない。しかし、ここ数十年で出てきた薬、抗うつ剤などは関門をすり抜けてしまう。また、アルコールやニコチン、カフェインなどもフリーパスだ。

◉血液脳関門の選択性

血液脳関門を通って脳のなかに入ることができる物質はかぎられている。また、それぞれの関門には選択性がある。ある関門からは入れる物質が、別の関門からは入れないというふうになっているわけだ。

関門を通過できる量も決まっている。たとえば、A、B、Cという3つの物質があるとする。どれも関門を通過できる物質だ。この場合、脳に入る量は、A、B、C全体を分母とする、それぞれの比率で決まる（A／A＋B＋C、B／A＋B＋C、C／A＋B＋C）。だから、Aの物質をたくさん脳のなかに入れたい場合は、BとCを減らして、Aの比率を高めればいいのである。

たとえば、うつ症状を改善させるために、セロトニンの原料であるトリプトファンを増やしたいとする。トリプトファンはたんぱく質だから、そのために肉を食べる。しかし、肉を食べればトリプトファンだけではなく、ほかのたんぱく質も増えるわけだ。それでは効率が悪い。そこで、脳内で効率よくセロトニンがつくられるように、トリプトファンの比率を上げるような食べ方が必要になる。

◉甘い物は〝気つけ薬〟に過ぎない

「やる気がないときに、甘い物を食べるとやる気が出てくる」

そんなことがいわれる。実際、気力がなえたときなどに甘い物を口にして、やる気を取り戻したような気分になったという経験がある人もいるかもしれない。じつは、これは根拠のないことではないのだ。

やる気がない状態、ちょっとしたうつ状態には、脳内にセロトニンを増やすのが有効だ。そのための一番手っ取り早い方法が、糖質を摂ることなのだ。甘い物、あるいはご飯やパンなどの糖質を摂ると、血糖値が上がる。上がった血糖値を下げるために、インスリンが出てくる。このインスリンがセロトニンを増やすことに一役買うのである。インスリンには血糖値を下げるというメインの働きのほかに、身体のたんぱく質をつくる働きもあるのだ。たんぱく質の材料はアミノ酸だから、インスリンがたんぱく質をつくることによって、いろいろなアミノ酸が使われる。

その結果的、（ほかのアミノ酸が減るから）トリプトファンの比率が高まるのである。肉などの動物性たんぱく質を食べるのではなく、甘い物（糖質）を食べることでも、トリプトファンの比が高くなって、脳内のセロトニンが増えるのだ。

これが甘い物でやる気が起きる、うつ症状が改善されるメカニズムのひとつである。しかし、考えればわかることだが、ここではトリプトファンの量が増えているわけではない。

あくまで、ほかのアミノ酸が使われることで、比率が高まり、相対的に増えたような状態になっているだけなのである。

いってみれば、甘い物は気つけ薬に過ぎない。一時しのぎにはなっても、継続的にやる気を取り戻したり、うつ症状を改善したりすることはできないのである。ここはきわめて重要なポイントだ。「甘い物＝やる気」という図式を安易に信じ込んでしまって、それに頼っていると大変なことになる。

糖質を摂りすぎることによるマイナスの影響は、後で述べるが想像をはるかに超えるほど深刻なのだ。気つけ薬の〝濫用〟は、絶対にやめるべきである。

うつ症状を根本から改善するセロトニンなどの脳内の神経伝達物質は、原料であるたんぱく質を効率よく送り込まなければ、増やすことはできない。まず、たんぱく質、それも動物性たんぱく質をしっかり食べるということが大前提だ。

しかし、それだけでは不充分。食べ合わせを考え、さらに効率を高める必要がある。肉をモリモリ食べながら、ご飯もたらふく詰め込む、というのではだめなのだ。カギは糖質の摂り方にある。

糖質は〝少量〟が原則だ。感覚的には、「えっ、これっぽっち!?」というレベルだと考えていただきたい。糖質の量を落とせば、血糖値がゆるやかに上がる。出てくるインスリンも適量になり、アミノ酸を使いすぎるということもない。肉を食べて摂ったたんぱく質のアミノ酸の比率をよりよいものにしてくれるのだ。

つまり、脳内でセロトニンに変わるトリプトファンが、効果的に血液脳関門から入っていく状態になるというわけだ。

◉「GABA入り食品」は脳に届いていなかった!?

巷《ちまた》にはサプリメントや健康食品があふれ返っている。すっかり定着した感のある健康志向を反映してのものだろうが、なかなかの人気商品、ヒット商品になるものもあるようだ。

そんななかで、このところ注目を集めているのが「GABA」。ストレスを軽減するという謳い文句が、この深刻なストレス社会にピタリとはまったのだろう。

GABAについては、これまで何度も説明してきた。脳内の神経伝達物質のひとつであり、興奮を鎮める働きをすることは、すでにご存じの通りだ。みなさんのなかにも、「このところ仕事がうまくいかず、気分がムシャクシャしてよく眠れなかったりするから、GABAを摂ろう」

という人がいるかもしれない。GABA食品もいろいろ出回っているから、手軽に摂れるという思いもあるのだろう。しかし、GABA食品を食べたからといって、脳内のGABAが増えるということはないのだ。

もう一度、血液脳関門のことを思い出していただきたい。脳の毛細血管には関所が設けられていて、脳内に入れる物質を選択しているのである。

「GABAは脳内にある物質なのだから、関所を通れないわけはないだろう」

ところがそうではない。GABAは血液脳関門でストップをかけられてしまうのだ。残念ながら、脳には届かない。なぜなら、すでにお話ししたように、脳で作用する物質は、脳内でつくるというメカニズムがあるからだ。

GABAに合成されるL-グルタミンは血液脳関門を通ることができても、GABAそのものは、あえなく門前払いとなる。GABA入り食品はそのまま脳に届くわけでなく、一度分解されて栄養素のかたちで脳に入り、再合成されるのだ。だから、GABA入り商品を食べたら、即効で脳内の神経伝達物質のバランスが整うとは考えられない。

もし「効いた」と実感できたとしたら、それは思い込みによる「プラシーボ効果」かもしれない。

第3章

栄養療法で心が元気になるメカニズム

◉身体と心に欠かせない五大栄養素

わたしたちの身体はなにでつくられているのだろうか？　答えは簡単だ。身体をつくっているのはたんぱく質や脂肪、糖質などの栄養素であり、わたしたちはそれらを、食事を通して体内に供給しているわけだ。

では、わたしたちの心はどうだろう？　これはなかなかの難問だが、みなさんはもう、さほど迷うことなく、正解にたどりつけるはずだ。これまで、心は脳内の神経伝達物質のバランスを反映していること、もっといえば、脳が心をつくっていることは説明してきた。その脳はなにがつくるかといえば、これは明確である。脳も身体の一部だから、当然、栄養素、つまりは食事がつくっているのである。

身体も心も栄養がつくっている。まずここが出発点となる。

では、どの栄養が身体や心にどうかかわり、どのような働きをしているのか。どの栄養が足りないと、身体や心にどのような影響が出てくるのか。身体や心の異変を正すとはどういうことなのか。栄養はどんな役割を果たすのか——ここからはそれらについて、詳しく説明していくことにしよう。

身体と心にとって重要な栄養素は、五大栄養素と呼ばれる。糖質、脂質、たんぱく質、

◉糖質の種類

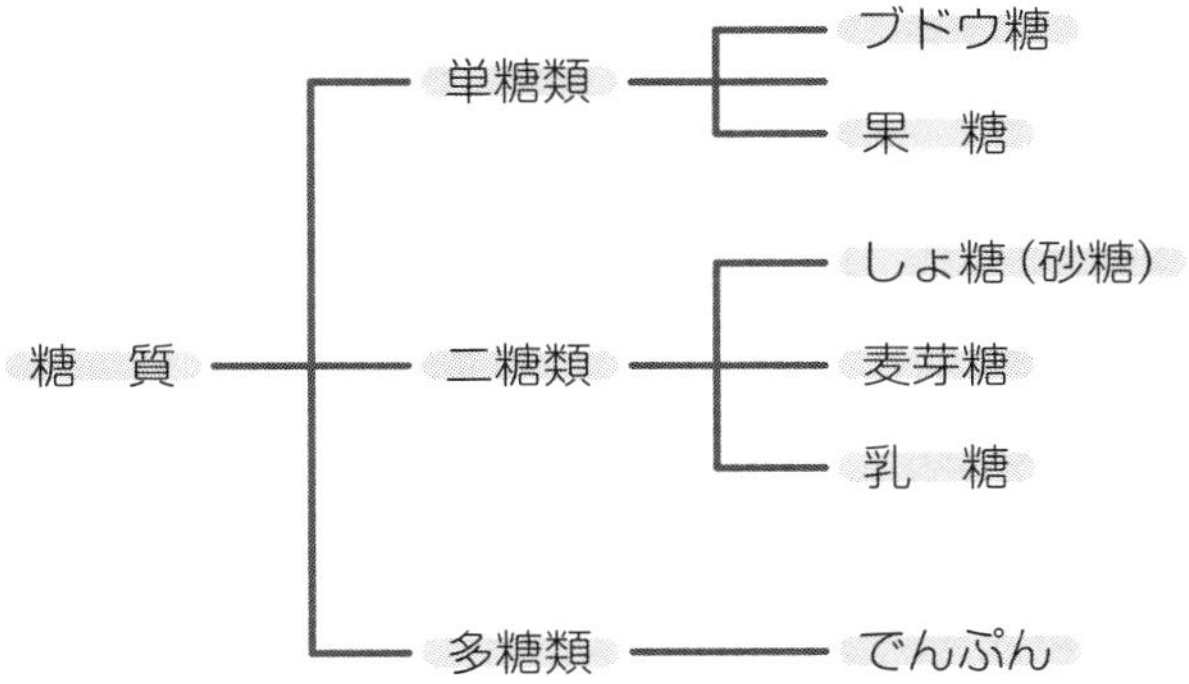

ビタミン、ミネラルがそれである。ではこれから、それぞれの栄養素について、身体と心の〝源〟という観点から、アプローチしていこう。

◉糖質……身体を動かすエネルギーの源

わたしたちの身体のエネルギー源になっているのが糖質だ。糖質は、体温をつくり出したり、筋肉を動かすための力を生み出すもとになっている。わたしたちが摂取するエネルギーの約60％は糖質が占めている。

脳を働かせる原動力も糖質である。糖質のなかの、おもにブドウ糖をエネルギーにして、脳はその機能を発揮しているのだ。脂肪酸からつくられるケトン体と呼ばれる物質も、脳のエネルギーとして使われているが、いずれにしてもわずかで、ほとんどは糖質によって身体も脳（心）も動いているのだ。

また、糖質のなかには、たんぱく質とくっついているものもある。「糖たんぱく」と呼ばれるもので、これはたんぱく質の働きを左右する重要な働きをしている。

糖質の基本的なところも押さえておくと、その種類は単糖類、二糖類、多糖類に分けられる。単糖類にはブドウ糖、果糖、二糖類にはしょ糖、麦芽糖、乳糖、多糖類にはでんぷんがある。

◉脂質……細胞膜やホルモンをつくる

脂質もエネルギー源として働いている。エネルギーとしてのパワーは高く、糖質やたんぱく質が燃焼して、1グラム当たり4キロカロリーの熱量を生むのに対して、脂質は1グラム当たり9キロカロリーの熱量を生む。高性能エネルギーなのである。

そのエネルギー源としての働きと並ぶ脂質の重要な役割が、細胞膜をつくっているということだ。細胞にとって細胞膜はきわめて大切。細胞の機能は細胞膜で決まるといってもいいくらいなのだが、その成分はほとんどが脂質（一部はたんぱく質）なのである。

細胞膜は脂質の二重構造（脂質二重層）になっていて、細胞のかたちとやわらかさを決めている。かたちを規定しているのがコレステロール。コレステロールも脂質のひとつである。一方、やわらかさを規定しているのは脂肪酸、もちろん、これも脂質だ。

細胞の内側と外側では常に情報交換がおこなわれているが、その決め手となるのが、細胞膜のかたちと柔軟性だ。かたちを保ちながら、柔軟性もあわせ持つ。それを実現しているのが、コレステロール、脂肪酸という2種類の脂質なのだ。

脳の神経細胞についても触れておこう。通常の細胞と神経細胞とは大きく違っている。通常細胞が単純なかたちなのに対して、神経細胞は非常に複雑なかたちをしている。情報伝達の頻度、処理する情報量がケタ違いに多いため、そうなっているのだが、その複雑なかたちをコレステロールが維持しているわけだ。

だから、神経細胞にはコレステロールが多量に含まれている。体内のコレステロールのじつに4分の1ほどが、神経細胞に集まっているのである。

「コレステロールといえば、生活習慣病の〝元凶〟のように思っていたけれど、けっこう役に立っているんだな」

そんな印象を持った人が多いかもしれない。確かに、「コレステロール＝悪者」というイメージが定着している。しかし細胞にとってコレステロールは大変重要な成分なのだ。

コレステロールが不足している、低コレステロールの人は、まず、細胞のかたちを適切なものに保てない。神経細胞では引っ切りなしに情報伝達がおこなわれているが、細胞から細胞に情報が伝わるスピードは、軸索と呼ばれる神経細胞から伸びた細長い突起物と、その軸索を覆うウインナーのようなかたちをしたミエリン鞘《しょう》という組織に規定される。この軸索の構造もミエリン鞘も、ほとんどコレステロールでつくられているのである。

かたちの維持と情報伝達のスピードという二重の意味で、脳にとってコレステロールは欠くことのできない成分だといえる。

また、コレステロールは、女性ホルモンやステロイドホルモンの材料にもなる。ステロイド軟膏はアトピーなどの皮膚疾患に使われ、副作用が問題にもなっているのだが、体内ではしっかりつくられなければならない。

ステロイドホルモンを服用したり、塗ったりすると、身体が「ステロイドホルモンはたくさんある」と錯覚して、体内でつくらなくなってしまう。これが大きな問題だ。体内できちんとステロイドホルモンをつくるためにも、コレステロールが充分にあることが必須の条件なのだ。

最近は骨粗鬆症《こつそしょうしょう》との関連でビタミンDが話題になっている。コレステロールは、このビタミンDの材料でもあるのだ。女性は閉経後、コレステロールの数値が上がる。生理的にそうなるように組み込まれているわけだが、それを高コレステロール症と診断して、下げてしまうことがある。本来は上げなければならないコレステロールを下げることで、ビタミンDが不足し、骨粗鬆症になるケースが少なくないのである。

ここまで読んでいただいて、コレステロール悪者説は払拭できただろうか。とりわけ、脳内でコレステロールが果たしている役割は、きわめて重要なものであることを、いま一度しっかり頭に刻み込んでいただきたい。

◉たんぱく質……脳と身体の原料になる

たんぱく質が脳のなかの神経伝達物質の材料であることは、すでにお話しした通りだ。また、わたしたちの身体のほとんどはたんぱく質からできている。筋肉、骨、皮膚、歯、爪、髪……すべておもな材料になっているのはたんぱく質である。ホルモンの材料も、また、たんぱく質である。人間の身体はたんぱく質の集合体ともいえる。

身体のなかでは、ある物質を別の物質に変える化学反応（代謝）が常におこなわれているわけだが、その反応の仲介をするのが酵素だ。酵素も基本的にはたんぱく質だ。

酵素がわたしたちの身体や脳で重要な働きをしていることは、すでに述べた。とくに脳のなかのさまざまな反応で主役をつとめているといってもいいのが、酵素や補酵素（補因子）である。

酵素とひとくちにいっても、実際にはその性格によって2つに分類される。消化酵素と代謝酵素だ。前者は文字通り、わたしたちが食べた食べ物の消化や分解、吸収の過程で働く酵素である。でんぷんを分解するアミラーゼ、脂肪を分解するリパーゼ、たんぱく質を分解するプロテアーゼなどが、よく知られている。

消化酵素の働き場所は、当然、消化器官ということになるわけだが、この消化器官はじつは「体外」なのだ。食べ物は口から取り入れられて、肛門から排泄《はいせつ》されるが、口から肛門までは一本の管だ。管の壁で体内とは隔てられている。つまり、身体のなかを通ってはいても、管のなかは体外なのだ。だから、消化酵素は、消化管という体外で働く酵素だという言い方もできる。

一方、代謝酵素は消化管から体内に入ってきた物質とかかわっていく酵素だ。ある物質を別の目的を持つ物質につくり変える。それが代謝酵素の基本的な働きだ。

たんぱく質から分解されたアミノ酸をつなぎ変えて、興奮する物質をつくったり、鎮める物質をつくったり……という過程は、すべて酵素の誘導のもとに進められる。酵素の働き次第で、目的とする物質がうまくできるかできないかが決定されるといってもいい。すでに述べたが、感情のコントロールに酵素が重要な働きをしているのである

「いまはいろいろな種類が出ているから、酵素食品を積極的に摂るようにしている」

そんな人が少なくないかもしれない。しかし、酵素食品を食べたり、酵素を飲んだりしても、消化の過程で分解されてしまい、体内に入ってくるときにはアミノ酸のかたちになっている。酵素食品で狙った通りの効果を期待するのは難しい。

もちろん、消化酵素については、食事の際に一緒に摂ることで、効果は充分期待できる。

「酵素を摂るためには、生ものを食べるといいと聞いたけれど……」

生の果物や野菜には、消化酵素が豊富に含まれているものがある。生のまま食べるのがいいといわれるのは、たんぱく質である酵素は、熱にめっぽう弱いからだ。加熱すると、たんぱく質の構造が壊れて、働きが失われてしまう。

身体にとっても脳にとっても、酵素が充分にあるということが大切だ。なかには遺伝的に特定の酵素ができないという人もいるが、栄養のバランスの乱れや摂取不足で、酵素が

つくれなくなっている場合は、まず、食事、そしてサプリメントによって補う。それが酵素に対する正しい考え方である。

このように、わたしたちの身体や脳で縦横無尽の活躍をしているたんぱく質だが、その種類はほぼ無限といっていい。たんぱく質を構成するアミノ酸は約20種類。それらの組み合わせや連結でそれぞれのたんぱく質ができているわけだ。

「そうなると、身体のためにも脳のためにも、たんぱく質をしっかり摂らなきゃいけないわけだな」

もちろん、その通り。ただし、たんぱく質は誤解が多い栄養素でもあるのだ。たんぱく質の摂取というと、

「よし、肉をたくさん食べるぞ！　魚や大豆製品もどんどんメニューに加えるとしよう」

となりがちだが、問題はそれほど単純ではない。いくらたんぱく質をたくさん含んでいる食材でも、それがそのままの状態で体内に取り込まれるわけではない。じつは、調理法や食べ合わせによって、体内に取り入れることができるたんぱく質の量は違ってくるのである。詳細については、第5章を参照していただきたい。

◉ビタミン、ミネラル……神経伝達物質の合成をサポート

糖質、脂質、たんぱく質の三大栄養素以外にも、身体や脳にとって不可欠の栄養素がある。ビタミンとミネラルである。ビタミン、ミネラルの働きはまことに多岐にわたるので、ここでは脳との関連に絞って、話を進めていくことにしよう。

まず、食事として摂った栄養（たんぱく質）が、どんな経路で脳内に入っていくかを見ておこう。咀嚼《そしゃく》と唾液に含まれる消化酵素によって固形から流動物になった食べ物は、胃に入り、胃酸でさらに細かく分解され、同時に雑菌が駆除される。

ここで雑菌を殺すのは胃酸の大切な働きだから、胃酸を必要以上に抑えるのは危険だ。胃酸を強力に抑える薬も市販されているが、使用法には充分注意する必要がある。

胃から小腸に送られた後は、消化酵素によってアミノ酸に分解され、いよいよ血液に入っていくわけだ。そして、血液にのって脳に届けられたアミノ酸は、Ｌ－グルタミン、Ｌ－フェニルアラニン、Ｌ－トリプトファンのかたちで脳内に入る。

これらのたんぱく質は、ドーパミンやノルアドレナリン、セロトニン、ＧＡＢＡなどの神経伝達物質につくり変えられていく。そのつくり変えになくてはならない働きをするのがビタミンだ。ビタミンが、つくり変えに作用する補酵素になることは、前述した通りで

ある。

なかでも超一級の働き者が、ビタミンB_6だ。43ページの図を見ていただきたい。神経伝達物質であるドーパミン、セロトニン、GABAについても、それに変わる反応ではすべてビタミンB_6がかかわっている。それらの反応で主役をつとめるのは酵素だが、ビタミンB_6がなくては、酵素はなんの働きもできない。ビタミンB_6という名脇役の存在を得て、はじめて主役の任をまっとうできるのである。

興奮系の神経伝達物質であるドーパミン、ノルアドレナリンには、ビタミンCの存在が欠かせない。ドーパミンからノルアドレナリンにつくり変えられる過程で、ビタミンCが補酵素の役目を果たしているからだ。

興奮系の神経伝達物質は、強いストレスがかかったときに分泌されるのだが、ビタミンCはストレスをはね返したり、ストレスに耐えたりする決め手といってもいい。つまり、ビタミンCが必要なだけあって、この神経伝達物質が過不足なく出てくればストレスに強く、ビタミンCが不足して、その分泌が不充分だとストレスに弱いという言い方もできる。

このストレス時代こそ、ビタミンCを積極的に摂るべきなのである。

変化の〝上流〟ではナイアシンが活躍している。L－グルタミンからL－グルタミン酸、

Ｌ－フェニルアラニンからＬ－チロシン、Ｌ－トリプトファンから５－ＨＴＰへの変化では、どれにもナイアシンが補酵素としてかかわっている。前にも説明したが、ナイアシンは、かつてはビタミンB_3と呼ばれたビタミンの仲間である。

もうひとつ、ビタミンＢの仲間である葉酸も、初期段階の反応で補酵素の役割を果たしている。これも神経伝達物質にとって重要なビタミンだ。実際、葉酸をたくさん飲むとうつ症状が改善するという報告もあり、葉酸とうつの関係をテーマにした書籍も出版されている。葉酸はレバーや豆類、緑黄色野菜、藻類などに豊富に含まれているが、さて、日々の食生活のなかで充分摂取しているだろうか。

ミネラルも見てみよう。変化の初期段階で働いているのが鉄である。トリプトファンから５－ＨＴＰへの反応、Ｌ－フェニルアラニンからＬ－チロシンへの反応で、鉄は補因子になっているのだ。Ｌ－フェニルアラニンの反応では、Ｌ－チロシンからＬ－ドーパへの変化にも鉄がかかわっている。Ｌ－ドーパはドーパミン、ノルアドレナリンへとつくり変えられていくから、ここで鉄が充分にないと、その変化もうまくいかなくなることになる。

このように、鉄が不足することによって減少するセロトニン、ドーパミン、ノルアドレナリンなどの神経伝達物質が欠乏することによって、うつ症状が生じる。女性のうつ症状にはまず鉄欠乏を疑い、適切な対応をすることの重要性を理解されたい。

トリプトファン系列の反応では、セロトニンからメラトニンへの変化にマグネシウムが補因子の役割を果たしている。

また、ドーパミンがノルアドレナリンにつくり変えられるプロセスでは、銅が補因子になっているのである。

もうひとつ、見逃せないのが亜鉛だ。たんぱく質の合成にかかわる亜鉛は、代謝酵素の活性の中心的な存在として力を発揮する。

このように脳内の神経伝達物質の合成では、ビタミン、ミネラルが非常に重要な位置を占めている。その不足はそのまま神経伝達物質のバランスの崩れ、ひいてはうつ症状の発症にも影響する。しかも、ビタミン、ミネラルは、ごくわずかの例外を除いて、体内ではつくることができない。食事、あるいはサプリメントから補給するしかないのだ。

◉脳にスイッチを入れるカルシウム

ミネラルで忘れてはならないのがカルシウムだ。神経伝達物質が合成されるときに補因子としてかかわるわけではないが、その存在感は際立っている。神経伝達物質が神経細胞から放出されるためには、カルシウムが絶対に必要なのだ。

たとえば、うつ状態にあるときには、「やる気を出せ」という信号が神経細胞に伝わる。それを受けて神経細胞はセロトニンを放出するわけだ。その際、セロトニンがポンと飛び出すきっかけをつくるのがカルシウムなのである。

細胞膜上にはカルシウムイオン・チャンネルという〝扉〟がある。この扉はいつも開いているわけではなく、必要に応じて開くのだが、ここを通ってカルシウムイオンが細胞内に入ることで、いろいろな酵素が活性化され、反応が促されてセロトニンができ、放出されることになるのである。つまり、カルシウムによって脳にスイッチが入り、神経伝達物質の放出に向けての回路が動き出すのだ。

このスイッチの性能は大きなポイントになる。性能を決めるのは細胞膜の外側と内側のカルシウムイオンの濃度差だ。その濃度差は、通常、1万（外）対1（内）程度を保っているとされている。このように大きな濃度差があるため、カルシウムイオンは必要時には、瞬時にチャンネルを通って細胞内に入ることができるのである。

濃度の差が小さくなってくると、カルシウムイオンは俊敏な動きができなくなる。細胞内への出入りのスピードが落ちてしまうのだ。それは細胞の機能が衰えることにほかならない。

ちなみに、こうしたカルシウムイオンと細胞の関係は、なにも神経細胞だけで成立しているわけではない。身体のすべての細胞で、カルシウムイオンの濃度差は細胞がしっかり働くためになくてはならない条件なのである。

濃度差が保てなくなるのは、カルシウムが不足するからだ。その意味でも、体内には常に充分なカルシウムがなければならない。カルシウムイオンの濃度差は、わたしたちの身体の機能を正しく維持するための基本といってもいい。

◉カルシウムとマグネシウムの関係は〝兄弟〟

前項ではカルシウムの重要性について説明したが、このカルシウムと緊密に結びついているのがマグネシウムだ。この2つは「ブラザー・イオン」といって、〝兄弟〟の関係にあるのだ。

カルシウムが存分にその機能を発揮するためには、マグネシウムがなくてはならない。それはマグネシウムについても同じ。お互いがお互いの、絶妙なサポート役を果たしているのである。つまり、カルシウムだけたくさん摂ってもだめで、一緒にマグネシウムも摂る必要があるということだ。

では、それぞれどのくらいの量を摂ればいいのだろうか。

理論的にはカルシウム２に対して、マグネシウムは１の割合で摂るのがいいとされている。現在、市販されているサプリメントも、両者が２対１の割合で配合されている。しかし、この数値には疑問がある。

なぜなら、カルシウムとマグネシウムは同じ比率で排泄されるからだ。すると、どういうことが起きるのか。２対１の割合で摂取すれば、当然、マグネシウムが欠乏するのはあきらか。わたしたちの身体は深刻なマグネシウム不足に陥るのである。

最近の日本人の食生活では、カルシウム不足がしばしば指摘されるところだが、なぜかマグネシウムについては多くが語られることはない。しかし、現実にはカルシウム以上にマグネシウム不足に目を向けるべきなのだ。その兄弟関係を考えれば、「１対１」の割合で摂取してこそ、両者が思う存分の働きができるとわたしは考えている。

◉「身体にいいもの」だけを大量摂取しても意味がない

日本の健康ブームにはおもしろい特徴がある。たとえば、ある栄養素が身体にいいという情報が流れると、一気にブームが過熱する。マグネシウムの必要性が語られ、マグネシウムはにがりに含まれている、となると、スーパーの店頭からにがりが姿を消すといった具合だ。「身体にいいもの」をとにかくたくさん摂ろう、とみんな躍起になるわけだ。

しかし、そのブームはほとんどの場合、短命に終わる。マグネシウムが必要だからといって、それだけを大量に摂取しても、効果はないからだ。マグネシウムだけではない。あらゆる栄養素について〝だけ摂取〟は意味がないのである。むしろ、単独で大量に摂取すると、必ず、弊害が起きる。

カルシウムとマグネシウムのあいだに兄弟関係があったように、栄養素は単独で働くのではなく、いろいろなパートナーシップのもとで機能を発揮している。ビタミンB_6の大切さは再三お話ししてきたが、このB_6にしても、それだけ摂っても効果が期待できるものではないのだ。ビタミンBを複合的に摂ることで、B_6はパワー全開になり、その機能を余すところなく発揮するのである。

また、不足すると神経系の障害につながるとされるビタミンB_1も、マグネシウムがないと働けない。葉酸もビタミンB_{12}とセットで摂らないと意味がない。

もうひとつ、栄養素が働くうえで重要なのが核酸だ。たとえば、多くのビタミンB群は、核酸と結合したかたちで活性化され補酵素として働く。つまり、ビタミンB群を働かせるための条件として、核酸は必要不可欠なのだ。

「栄養素は核酸とともに摂る」というのが鉄則だ。核酸は、フグやアンコウ、タラなどの白子《しらこ》に豊富に含まれている。これらは「精力がつく」としてつとに有名だが、それにはきちんとした根拠があるのだ。

「身体にいい」という栄養素を単独摂取するのではなく、それが体内で有効に働くための〝条件〟を意識することが大切だ。しかし、一般に流通しているサプリメントでは、そのことを意識されていないのが現状である。

◉「コレステロール悪者説」の根拠はどこにある？

「コレステロール値が高いですね。食事で卵は控えるようにしてください」

健康診断や人間ドックの判定で、医師からそんな通告をされる人があとを絶たない。みなさんのなかにも経験者がいるかもしれない。「卵を食べるとコレステロール値が上がる」。これも広くすり込まれている常識だ。

しかし、この常識も相当に怪しい。なにを根拠にかくも大々的に喧伝されているのか、わたしにはどうにも不可思議で仕方ないのである。

わたしたちの身体のなかのコレステロールは、その80％前後がおもに肝臓でつくられている。コレステロールの最大の生産工場は体内にあるのだ。しかも、肝臓の生産システムの管理能力はすごい。

かりに、毎日卵を5、6個食べ続けたとする。1カ月後にコレステロール値を測定すれば、確かに数値は上がる。しかし、さらに食べ続けると数値は下がり、落ち着いてくるのである。食材（卵）からコレステロールが補われ始めると、肝臓はつくり出すコレステロールの量を減らす。そうすることによって、体内が適切なコレステロール値になるように管理しているのだ。

80％の生産量を誇る体内の生産工場に、すぐれた管理能力があるのだから、食材の影響などさほどのものではない。コレステロールを多く含む代表的な食材である卵をたくさん食べたからといって、数値に極端な変化など起こりようがないのである。

事実、卵とコレステロールの関係を調べたデータがある。養鶏農家の人たちのコレステロール値を測ったというものがそれである。おいしい卵をつくっている養鶏農家では、いつも食卓に新鮮な卵が並び、一日に平均2～3個は食べているという。

これは常識的には「危ない食生活」「コレステロール値が上がる食生活」である。ところが、コレステロール値を測ってみたら、卵を控え「コレステロール値が上がらない食生活」をしている人たちと、なんら変わらないという結果になった、とデータは報告しているのだ。

タラコやイクラ、キャビアなどの魚卵もコレステロールにとって大敵だとされるが、わたしにいわせれば、栄養素の働きを左右する核酸をたくさん含んでいる魚卵を制限することは、むしろその弊害のほうが大きい。

そもそも卵を食べるとコレステロール値が上がるとする説の根拠なるものが、きわめて疑わしいのである。最初に提唱したのはロシアの学者なのだが、その根拠になっているのが、ウサギに卵を食べさせるという実験。その結果、血中のコレステロール値が上がり、血管がボロボロになって、ウサギは死んだという。

いかにも卵とコレステロールには深い因果関係がありそうだが、ウサギが草食動物だということを忘れてはならない。草食動物には脂質を多く含む食材を代謝する能力がない。そのウサギに卵を食べさせたら、変調が起きるのは当然だろう。そんな実験結果をもって、人間も同じだとするのは、いささか疑問が残らないだろうか。これには後日談があり、肉食動物であるイヌを用いた同様の実験がおこなわれ、コレステロールを多く含む餌で飼育したイヌでも、動脈硬化が起こらないことが確認されている。ところが一度マスコミで取り上げられ、定説となってしまった情報は、なかなか覆《くつがえ》されることがないのである。

こうした間違いだらけの栄養の常識が、どれほどわたしたちにデメリットをもたらしているか、はかりしれない。

コレステロールは、神経細胞を始め、あらゆる細胞にとって非常に重要な役割を担っていることを思い出してほしい。身体にとって重要なものだからこそ、体内でも80％も生産できる仕組みがあるのだ。「卵は好きだけど、我慢、我慢」と思わずに、しっかり食べてほしい。

◉「身体への吸収のされ方」を意識しよう

栄養の源が食べ物であることは誰でも知っている。だから、こんな会話がしばしば交わされることになる。

「ちょっとスタミナ切れだから、焼き肉を食べよう」

「疲れ気味だから、糖分を補給しなくちゃ」

もちろん、たんぱく源である肉を食べたり、エネルギー源である糖質を摂ることは必要だ。しかし、食べた物がそのままのかたちで身体のなかに入るわけではないのだ。大事なのは、食べた物がどう体内に吸収されるか、にある。

吸収のされ方は食べ物によって違う。たとえば、糖質にしてもブドウ糖、果糖などの単糖類、しょ糖（砂糖）、麦芽糖などの二糖類は、かたちが単純なだけに吸収が速い。この速さがクセモノで、さまざまな弊害をもたらすのだ。一方、でんぷんなどの多糖類はゆっくりと分解され、ゆるやかに吸収される。身体にとってはこのほうがはるかに有益なのである。

だから、「糖分補給」というときでも、単糖類、二糖類は避け、多糖類から摂る、つまり身体にゆるやかに吸収させるということが大きなポイントになる。

脂質は、基本的には脂肪酸とグリセリンに分解されて吸収され、また、脂のかたちにつくり変えられて貯蔵される。知っておいていただきたいのは、食材のかたちや状態は吸収のされ方とは関係ないということだ。

たとえば、マーガリンとバターを比較すると、マーガリンのほうがカロリーが低くサラサラしたイメージで、バターは高カロリーでギトギトしたイメージがある。そのため一見するとバターよりマーガリンのほうが身体にはいいような気がする。ところが吸収ということで考えると、実際にはバターのほうが身体のためにはいいのである。

うつとの関連でいえば、以前は「４本足の獣の脂を摂ると凶暴になる」ということがいわれた。常にイライラを抱えているような人は、動物性の脂肪を摂るのを控えるのがいいとされたのである。しかし、これも間違った常識だったことがあきらかになっている。一時もてはやされたリノール酸などのサラサラ系の油も、いいとする根拠が間違いであることがわかり、リノール酸系のサラダ油は激減している。

吸収については、こんな誤解もある。鉄が欠乏していて、鉄剤を飲んでもらっていた患者さんが、あるとき、嬉々としてこう話したのだ。

「真っ黒な便が出ました！　それで、『あぁ、鉄剤が効いてるんだな』と思ったんです」

けれどもこの認識は誤りである。真っ黒な便は鉄が混じっている証拠だが、それは鉄が体内で吸収されず、便として出てきてしまっているということなのだ。つまり、せっかくの鉄剤をトイレに捨てていることに等しい。じつはこの種の誤解は、案外、多いのである。こうしたケースの場合、身体の吸収能力が低下しているわけだから、まず、その改善に取り組む必要がある。

このように、栄養は、その食べ物に含まれている量よりも、それを体内でどれだけ吸収できるかという点を意識しなければならない。これはぜひ覚えておいていただきたい。

◉食べ物は〝食べる〟のが基本

わたしがよく患者さんにするアドバイスに、こんなものがある。

「いいですか、食べ物は〝食べて〟くださいね」

もって回った言い方をしているわけでも、禅問答を気取っているわけでもない。食べ物は〝食べる〟という基本原則が、最近とみになおざりにされている印象がぬぐえないのである。たとえば、

「おっ、これ1本で一日分の野菜が摂れるのか。これはいいや」

とばかりに、野菜ジュースをゴクゴク飲み干す、ということがないだろうか。

しかし本当に身体のことを考えるなら、簡便な野菜ジュースを飲むのではなく、野菜そのものを食べるべきだ。水分は水で摂ればいい。

なぜなら、食べ物は固形を口に入れて、よく噛み、よく飲み込んで、消化させる、というプロセスを経るのが、最良の食べ方だからだ。咀嚼は、次におこなわれる胃や小腸の働

きを刺激し、消化酵素を分泌する準備をさせる。また、一度に大量の食材が胃に流れることを防いでいる。食べ物は〝食べる〟という原則は、わたしたちの消化・吸収の基本なのだ。食べるべきものを飲み物にして飲んだり、食べ物を1回、2回噛んだだけで飲み込んでしまうような食べ方をしている人は、やはり、栄養素が欠乏し、ムラ気が出やすいといった傾向になりがちである。

だいいち、1種類の野菜をムシャムシャ食べるのにもかなりの時間がかかるのに、何種類もの野菜が一瞬にして飲めてしまう、ということ自体が不自然だ。それで食べたときと同じように栄養素が吸収できるとは考えられない。お手軽なものは、お手軽なだけの価値しかないのである。

どうしても野菜をジュースで摂取したい人は、新鮮な野菜を飲む直前にジュースにし、しかもゆっくりと飲むことをおすすめする。

◉GI値の低い食品を摂ることのメリット

わたしたちが食べた物は消化されて栄養素に分解された後、消化管の壁を通って血液のなかに入っていく。その消化・吸収のスピードはゆるやかなほうがいい。スピードは自然に近いほど遅く、精製されたものほど速い。

「消化・吸収が速いのは、身体にいいことのような気がするけれど……」

確かにすばやく吸収されたほうが、身体にいいようなイメージがある。しかし、吸収が速いということは、本来、わたしたちが持っている機能を正しく使わずに、バイパスしてしまうということなのだ。

血糖値を上げる糖質にしても、砂糖のような分子量の小さい精製されたものより、多糖類のでんぷんで摂ったほうが、血糖値はゆっくりと上がる。身体にはそれが自然なのだ。

しかし、現在の食傾向は、自然にまったく逆行している。見た目や味で玄米よりピカピカの白米を選び、全粒粉でつくったパンより白いパンを選ぶ。砂糖や塩にしても、白くてサラサラの精製されたものを使う。精製された食品に極端に偏っているのである。

その結果、消化・吸収のスピードが速く、血糖値の上がり方も急だというのが、現在の食事の傾向だ。

血糖値がどのくらいのスピードで上がるかがわかる指標に、「ＧＩ（グリセミック・インデックス）値」というものがある。ブドウ糖を１００とした場合のそれぞれの食品の数値を示したものだが、精製の度合いが進んだ食品ほど数値が高い、つまり、血糖値を速く上げることがわかっている。

血糖値が速いスピードで上がると、それを下げるためにインスリンがどんどん分泌されるわけだが、その弊害は少なくない。たんぱく質をつくるためにアミノ酸を使うという話はしたが、ほかにも脂肪をつくって肥満を促すし、交感神経を刺激してイライラ感や緊張感をもたらすことにもなる。うつ症状を助長するといってもいい。もちろん、糖尿病にも悪影響を及ぼす。

GI値を、食品を選択する際の目安にすると、食生活は大きく変わるはずだ。血糖値をゆっくり上げ、インスリンをほどよく分泌させて、神経伝達物質の材料となるアミノ酸を適切な比率で脳に送り込む。そんな食事が実現するのである。それがうつ症状の改善にもつながっていく。

外食で麺類を食べるときにも、

「待てよ、うどんよりそばのほうがずっとGI値が低かったな。ここはそばにしよう」

といった意識が生まれる。ちなみに、ここで表示したそばのGI値はそば粉十割のもの。つなぎに小麦粉が使われているものは、はるかに数値が高くなるということは頭に入れておいていただきたい。

◉おもな食品のGI値

※ブドウ糖を100とした場合

食品	GI値	食品	GI値
餅	85	プレーンヨーグルト	25
精白米	84	ジャガイモ	90
胚芽米	70	サツマイモ	55
玄米(五分)	58	トウモロコシ	70
玄米	56	バナナ	55
食パン	91	トマト	30
ライ麦パン	58	キュウリ	23
全粒粉パン	50	キャンデイ	108
うどん	80	菓子パン	95
そうめん	68	チョコレート	91
スパゲティ	65	アーモンド	30
そば	59	ピーナッツ	28
肉類	45〜49	コーヒー	16
魚介類	40前後	緑茶	10
豆腐	42	紅茶	10
納豆	33	白砂糖	110
チーズ	35	黒砂糖	99
卵	30	はちみつ	88
牛乳	25	みりん	15

表を見ると、わたしたちが主食として考えている白米や食パンはGI値が極めて高い食材であることがわかる。

GI値はわたしたちの食生活を見直す有効な指標となる。

炭水化物の場合、ＧＩ値が70以下を選択基準にするといい。米なら胚芽米《はいがまい》がちょうど70。ＧＩ値50台の玄米なら申し分なしだ。野菜で注意が必要なのはジャガイモ。意外な感じがするかもしれないが、ジャガイモのＧＩ値は90と高いのである。使い勝手のいい食材だから、完全封印とはいかないと思うが、控えめにするようにしたい。

◉〝食いだめ〟ができないたんぱく質

食生活を見直すというと、「肉好きだけど、ちょっと肉類は控えるようにしなくちゃ」といった方向にいきやすい。しかし、たんぱく質の特性を考えると、これはまったく誤った方向なのだ。

わたしたちの身体にとって、たんぱく質は〝原材料〟といってもいい栄養素だ。筋肉も骨も皮膚も、身体のほとんどの組織、器官はたんぱく質でつくられている。そして、常につくり変えられているのである。筋肉も骨も常に壊され、たんぱく質を材料につくり変えがおこなわれているわけだ。

だから、たんぱく質を摂取する量が減ると、材料の供給不足という状態になる。すると、身体のどこかの部分のたんぱく質が利用されてしまうのだ。たとえば、高熱が続くと手足が痩せて細くなる。まともな食事ができなくなり、食べる量では使われる量がまかないきれなくなり、手足の筋肉がたんぱく質として利用されてしまうからだ。

また、筋肉の量を増やそうとトレーニングをすると、貧血になることがある。筋肉をつくるたんぱく質が食事だけでは足りず、血液のたんぱく質が使われるために起きる現象である。血液のなかには、たんぱく質がいっぱい入っているのだ。

ダイエットに取り組んでいる女性にも、よく貧血が見られる。これは食事制限をすることでたんぱく質の絶対量が不足し、やはり、血液のたんぱく質が使われてしまうことが原因のひとつだ。

このように、たんぱく質を減らすなど、もってのほかなのである。身体のつくり変えに必要なたんぱく質は、常に供給されていなければならない。たんぱく質は脂質や糖質と異なり、〝食いだめ〟ができないのである。ダイエットをするなら、そのときこそ「肉を食べる」のが正しい考え方である。

なにより、うつ症状を左右する神経伝達物質の材料はたんぱく質。心身ともに健康を保つためには、たんぱく質が欠かせないのである。

◉「カロリー＝栄養」ではない

食事や食品を選ぶとき、一番意識するのはなんだろう？　おそらくかなり高いパーセンテージで、「なんといってもカロリー」という答えが返ってくるはずだ。

スーパーやコンビニの店頭でカロリー表示を見て、「カロリーが低いから買おう」「こんなにカロリーがあるんだ。やめておこう」とカロリーを基準に食品の取捨選択をした経験がある人もいるのではないだろうか。しかし、そんな「カロリー中心主義」とは、この本との出会いを機に決別してほしい。

カロリーを気にするのは、多くの場合「太る」ことを視野に入れてのことだろう。カロリーの高い食事をずっと続けていれば、確かに肥満につながる。ただしそれは、カロリーを低く抑えれば太らないということと、イコールではない。低カロリーでも脂肪はつくられるのである。

その一番の原因は、糖質の種類と摂り方だ。高ＧＩ値の糖質をたくさん摂れば、カロリーは低くても、インスリンが過剰に分泌されて脂肪が合成される。一方、糖質の種類、摂り方を理解していれば、ある程度カロリーが高い食事をしても、太ることはないのだ。

いまは脂肪でも内臓脂肪が話題になることが多いが、以前、ＮＨＫの番組『ためしてガッテン』で、興味深い内容を放映していた。両親と娘の３人家族が揃いも揃って「脂肪肝」という設定で話は展開するのだが、その原因がそれぞれ違う。

父親は飽食とアルコールで脂肪肝、母親は昼間家でケーキを食べていて、カロリーオーバーで脂肪肝。これはうなずける。しかしダイエットばかりやっている娘は、痩せているのにこれまた脂肪肝なのだ。その原因は低カロリーで糖質過多、おまけにたんぱく質不足の食事にあったというのがオチなのだが、脂肪の合成がカロリーだけの問題ではないことを端的に伝えている好例だった。

カロリーを考えるときに、もっともポイントになるのは、摂取したカロリーをエネルギーとして消費できるか、燃やして使えるか、という点である。摂った分だけ燃やせれば、必要以上に脂肪が蓄積することはない。燃やせないから太るのだ。

では、燃やすにはどうすればいいか。カギを握っているのは筋肉の量だ。最大のエネルギー燃焼工場である筋肉の量が多ければ、カロリーはどんどん燃える。筋肉が増えるということは、そのまま基礎代謝（寝ていても消費されるカロリー）が上がるということでもある。つまり、太りにくく痩せやすいということだ。

その筋肉はたんぱく質でつくられる。いくら食事を低カロリーにしても、それによってたんぱく質が不足するようでは意味がないのだ。カロリー以前に重要なのは、先にあげた糖質の摂り方、そして、たんぱく質をしっかり摂ることである。

一般のダイエットの一番の問題点は、この部分がすっかり抜け落ち、カロリー一辺倒になっていることだ。つまり、たんぱく質が欠乏しているという点には、目を向けていないのである。

女性のうつ症状に共通する要素として、ダイエット経験があるということを、前にお話ししたが、「ダイエット↓たんぱく質不足↓神経伝達物質のバランスの崩れ↓うつ」という流れを考えれば、なるほど「ガッテン」ということになるはずだ。

◉肉よりおにぎり、サンドイッチのほうが太る⁉

いたずらにカロリーだけを意識してもあまり意味はないことは、理解していただけただろうか。もうひとつ例をあげよう。

まず、質問。同じ500キロカロリーの食事が2種類ある。ひとつは肉が中心のメニュー、もうひとつはおにぎりとサンドイッチの組み合わせだ。さぁ、どちらのメニューが太りにくいだろうか。

「そりゃあ、おにぎりとサンドイッチのほうだろう。肉中心じゃ、いかにも太りそうだ」

そんな回答が大多数なのではないだろうか。

しかし、正解は逆。栄養素の面から考えると、前者のメニューの中心はたんぱく質、後者は糖質だ。たんぱく質と糖質を比較すると、それを分解、消化して、吸収するのに要するエネルギー、つまり、代謝に必要なエネルギーは、たんぱく質のほうが圧倒的に大きいのだ。

カロリーは同じ500キロカロリーでも、たんぱく質中心のメニューのほうがはるかに大きなエネルギーを代謝に使ってくれるのだから、こちらが太りにくいのである。こうした代謝のメカニズムを知らないと、カロリーをどう調整したところで、思うような結果は得られない。

「夕食はおにぎり1個にしているのに、全然体重が減らない」

といった皮肉なことになりかねないのである。

ダイエットの成否は、カロリーではなく、代謝を重視した食事計画が決める。また、このような意識を持つことは、カロリー重視のあまり栄養不足となり、うつ状態を招くことの防止にもなるだろう。

◉細胞レベルで生まれ変わる栄養療法

これまで、心身と栄養のかかわりについて説明してきたが、それを治療法として体系化したものが「栄養療法」である。その土台になっているのが「分子整合医学」（オーソモレキュラー療法）という学問体系だ。

分子整合医学の前提は、「わたしたちは食べ物によって生命を維持している」ということにある。わたしたちは生まれてから死ぬまでの間、食べ物によって成長し、そのときどきの身体の状態をつくっている。だから、食べ物を理想的なものにしたら、つまり、理想的な種類の食品を理想的な量、理想的なバランスで食べたら、身体も理想的なものにつくり変えることができる、と考えるのである。

わたしたちの身体は60兆個の細胞からできているわけだが、その一つひとつがいい状態で充分に機能を発揮できていれば、健康はいつまでも保たれる。では、細胞が機能を発揮するためには、なにが重要なのか——その答えが細胞膜だ。細胞膜がいい状態でなければ、細胞のかたちを維持できないし、細胞間の情報伝達もうまくいかないのである。

その細胞膜を構成するのが脂肪酸だが、これは完全に食べ物由来。食べ物から調達しているのだ。だから、食べ物の脂のバランスをいいものに変える食生活を送ることで、細胞膜の脂肪酸の割合が変わり、細胞膜が生まれ変わって、細胞が元気になるのである。

現在使われている薬にも、この分子整合医学の考え方をもとにしたものがある。たとえば、エパデールという、血液をサラサラにする薬がある。これはイワシの脂からつくられている。いい脂を供給することで、血液の細胞を生まれ変わらせようとするわけだが、実際、中性脂肪を下げたり、血液をサラサラにしたりすることが確認されている。

栄養療法は、この分子整合医学の考え方に基づき、適切な食べ物（栄養素）を体内に供給することで、細胞を生まれ変わらせようとするものだ。うつ症状に関係しているのは脳内の神経細胞だが、もちろん、これも栄養療法で生まれ変わる。

ただ、細胞レベルに着眼したまったく新しいアプローチだけに、いまの日本の医学界では、現在のところスタンダードにはなっていない。日本にある総合病院、大学に附属する病院で、栄養療法を実施しているところは皆無というのが実情だ。

◉「食事摂取基準」を満たしても、栄養が足りない！

日本人の健康を管轄するのは、厚生労働省である。その厚生労働省から出されているものに、「日本人の食事摂取基準」というリストがある。摂取すべき栄養素の基準数値を示したものだが、その策定の目的にはこんな文言がある。

「国民の健康の維持・増進、エネルギー・栄養素欠乏症の予防、生活習慣病の予防、過剰摂取による健康障害の予防を目的とし……」

これは、そこで示している数値をクリアすれば、栄養素の欠乏には陥らない、充分な栄養素が摂取できるというふうに取れる。

しかし「栄養療法」の観点で考えれば、そこに出ている数値は決して「クリアすれば安心」というレベルのものではない。「これ以下では栄養素欠乏症になる」というレベルなのである。

たとえば、12歳以降の一日のビタミンCの摂取量基準は100ミリグラムとなっている。これは「あぁ、ビタミンCは100ミリグラム摂ればいいんだ」と受け取るべきものではない。正しくは、

「ビタミンCの摂取量が一日100ミリグラムに満たないと、欠乏によるいろいろな症状にみまわれる危険がある」

と受け取るべきものなのである。このリストに出ている数値は、身体にとって最低限必要な数値ということを理解しておくべきだろう。

問題なのは、一般に出回っているサプリメントは、この基準をもとに摂取の目安を設定しているということだ。ほとんどの人は、食事では摂れない栄養素を充分に補おうとして、サプリメントを利用しようと考える。ところが、マルチビタミン・ミネラルといったサプリメントは、厚生労働省基準のリストを参考にしているから、心身に必要な栄養素の量は必要最低限でしかない。「これだけの栄養を摂っていれば、心も身体も元気で最高の状態を維持できる」というレベルではないのである。

栄養療法では、「細胞が元気になり、うつ症状をはじめ、身体にさまざまな症状が起こらない、あるいは、いまある症状が改善する」状態にする量を、適量と考えている。そのため、一般にいわれている栄養の摂取基準を大幅に上回るのである。

◉心も脳も健康になる栄養摂取の目安

では、うつにならない、言い換えれば、心も脳も健康でいるための栄養素の量は、いったいどのくらいが適切なのか？

しかし、これは一概にはいえないのだ。年齢や性別、体格（身長・体重）、栄養状態、食事傾向（内容）、ライフスタイルといった要素で、適切な量は違ってくるからだ。

◉ライフスタイル別の栄養必要量

ライフスタイル	栄養素	必要量
スポーツをする 身体を動かす仕事をしている	たんぱく質	2倍以上
ストレスが多い、タバコを吸う	ビタミンC	5倍以上
デスクワーク、パソコン操作が多い	ビタミンB群	10倍以上
お酒をよく飲む	葉酸、ナイアシン	10倍以上
汗をよくかく、生理がある	鉄	5倍以上
インスタント食品が多い	亜鉛	5倍以上

※必要量は厚生労働省の「食事摂取基準」をもとに算出

たとえば、心身にトラブルがない成人では、たんぱく質の一日の摂取量の目安は体重1キログラム当たり1～1・5グラムになるが、栄養素が急激に消耗していく病気を抱えている人の場合は、当然、その量では足りない。2倍、あるいはそれ以上が適量になるわけだ。

また、仕事の種類や職場環境によっても、欠乏しがちな栄養素に違いが出てくる。実際にわたしが治療をしていての印象だが、デスクワーク中心で、考えたり発想したりすることが多い人、いわゆる「頭を使う」人に欠乏しやすい栄養素というものがあるし、反対に「身体を使う」仕事についている人が消耗しやすい栄養素というものもある。

それ以外の要素として、成長期だったり、授乳中だったりした場合、普通の状態よりも多くの栄養素が必要になってくる。よく、「家族で同じものを食べているのに、どうして不調を訴える人とそうでない人がいるのか」という質問を受けるが、その理由はそこにある。つまり、個人差が大きいのだ。

参考までに、「日本人の食事摂取基準」の数値と照らし合わせたときの、ライフスタイル別の栄養必要量を表にしたので、自分に必要な栄養素の目安にしてほしい。

◉血液検査で、いまの栄養状態を知る

ここで、栄養療法の具体的な方法について、簡単に説明しておこう。

栄養療法で患者さんの症状を診る一番の決め手は、血液検査である。もちろん、問診でそのときの状態や食事に関することなどを聞き、どんな栄養が欠乏しているかを知る手がかりも集めるが、やはり、重きを置いているのは血液検査だ。

一般的な健康診断や人間ドックでも血液検査はおこなわれるが、栄養療法でおこなう血液検査は、検査項目がそれらとは比較にならないほど多い。通常の血液検査でも、肝臓や腎臓などの臓器に症状が出ていればもちろん発見できるし、血糖値や中性脂肪などが高い

といったことはわかるが、その程度のことではとても足りない。

この栄養素が少し足りない、これとこれのバランスが悪い、といった栄養療法に不可欠なデータを取るには、詳しい血液検査をしなければならないのである。

たとえば、鉄不足でも、通常の検査では貧血があれば鉄が足りない、と判定する。しかし、栄養療法では、貧血も判定材料のひとつだが、そのほかに血液のなかに溶けている鉄の量を測ったり、身体に蓄えられている貯蔵鉄の量を測ったりもする。

身体のなかの鉄分は、ほぼ3分の2が赤血球のなかのヘモグロビンにあり、残りの大部分は貯蔵鉄（フェリチン）として、すい臓や肝臓などに貯蔵され、不足すると使われる。めまい、立ちくらみ、頭痛などは貧血によって起こる症状と思われているが、貯蔵鉄が減少する状態でも同様の症状を認めるのだ。

あるいは、赤血球のなかの鉄が不足していると、赤血球の粒が薄くなるのだが、それも判定材料にしているのである。鉄不足ひとつにしても、さまざまな角度からチェックするわけだ。

そうすることで、貧血という鉄欠乏の症状が出る前に、問題点をあぶり出すことができるのである。

貧血まではいかなくても、貯蔵鉄がカラカラになっていたり、血液のなかの鉄が足りなくなっていたり、というケースは少なくない。

そんなに細かく血液検査をするとなると、ずいぶん、血を採られそうな気がするかもしれないが、採血するのはせいぜい20cc程度だ。

また、血液から胃の状態も把握することができる。栄養療法では、消化、吸収ということがきわめて重要だが、胃がきちんと働いているかどうかやピロリ菌の有無なども、血液でわかるのだ。これは、食べ物やサプリメントをうまく吸収できる体質かどうかのチェックに欠かせない。

血液検査でこうした詳細なデータを取るのは、その人の状態を栄養素の面から、できるかぎり正確につかむためである。有効な治療方針の決定は、それなしには不可能なのだ。

◉5時間糖負荷検査だからこそ、わかることがある

わたしのクリニックでは、血液検査と並んで糖負荷検査を重視している。血液検査の数値からわかるのは、採血したそのときの状態だ。食事をしても変わらない検査項目はそれでいいのだが、なかには食事によって数値が変化する項目もある。血糖値とインスリンの

量がそれだ。そこで、ブドウ糖を飲むことによって、模擬的に食事を摂った状態をつくり、データを取る。これが糖負荷検査である。

通常おこなわれるのは糖尿病の検査でおこなわれる2時間糖負荷検査といって、空腹時（12時間の絶食）にブドウ糖の入ったジュースを飲み、30分おきに4回採血して、血糖値とインスリンを測定する。このあいだに血糖値の急な上昇が見られたら、糖尿病と判定するわけだ。

糖尿病を見つけるには有効な検査だが、これではほかの異常、たとえば自律神経系の異常やそれが原因になって起きている精神疾患は発見できない。そのため、わたしのクリニックでは5時間糖負荷検査をおこなっている。

食事を摂ることで栄養素が取り込まれた身体は、その代謝のためにさまざまな機能が動き出す。2時間以降も、大きな変化が見られることが少なくない。たとえば、2時間を過ぎたところでインスリンが大量に分泌され、血糖値が急激に下がるといったことがあるし、3時間後にさらに血糖値が下がり、低血糖状態になるということもあるのだ。

こうした時間帯に身体にも心にも症状があらわれるとすれば、その原因が血糖の調節異常にあることがわかる。2時間糖負荷検査では見逃されることも、5時間糖負荷検査をおこなえば、しっかり把握することができるのである。

◉栄養療法の両輪は、サプリメントと食事療法

栄養療法の基本は、食事を変えることだ。

これまでも、精製された食材の問題点や間違いだらけの食の常識について、随所でお話ししてきた。現代人の食生活は、あきらかに危険ゾーンに入っているといっていい。まずは、そこから一刻も早く抜け出すことが急務である。

食事が心や脳にどれほどの影響を与えるかを示す好例がある。わたしの講演会で別の講演者が報告した、ある中学校のケースを紹介しよう。その中学校は食育指定校になり、給食を見直すことになった。そこで、栄養士さんが白米を玄米に替えることを提案した。提案は受け入れられ、給食で玄米を出すことになったのだが、その結果、すごいことが起きたのである。

それまでその中学校は荒れていて、ガラスは割られる、椅子は飛び交う、という状態だったのだが、玄米を取り入れてから次第に暴れる生徒の数が減り、平穏な空気に変わっていったというのだ。

また、朝食抜きで登校する生徒が多いということで、実験的に学校で朝食を出すという試みを実施したところもある。すると、生徒に落ち着きが出て集中力が高まり、午前中に居眠りをする生徒もいなくなった、というのである。

もちろん、食事だけがこうした変化を生み出したというつもりはない。しかし、その影響が少なくないということを、これらの事例が示している、とはいえると思う。

栄養療法にはもうひとつ重要な柱がある。サプリメントである。

現在、身体にも心にもなにもトラブルがないという人は、食事の改善でその状態を維持できるかもしれない。しかし、なんらかのうつ症状を抱えている場合は、食事を変えるだけでは不充分である。その症状を改善するのに適した栄養素を、重点的に摂取する必要がある。

「食べ物に含まれる栄養素で補えるのではないか」という意見もあるかもしれないが、野菜や果物に含まれる栄養素は、農薬をそれほど使わなかった時代とそうでない現代とでは、大幅に違うという話も聞く。つまり、食べ物に含まれる栄養素自体が減っているのだ。そのため、サプリメントによって補給するほうが効率的なのだ。

うつ症状にとって、脳内物質（神経伝達物質）は、まさに生命線である。食事とサプリメントの二本柱、栄養療法の両輪をフル稼働させることが大切だ。

栄養療法で使うサプリメントの種類や量は、患者さん一人ひとりの状態に応じて決める。先ほども述べたように、その量は厚生労働省が出している基準を大きく上回るものだ。また、いまはドラッグストアなどでもサプリメントが手に入るが、栄養療法で用いるのは治療を目的につくられたサプリメントである。そのため、市販のものよりも高い効果を得ることができる。

◉健康診断・人間ドックで栄養欠損が見つからない理由

企業に勤めている人はもちろん、自営業や自由業の人も、一年に1度くらいは健康診断や人間ドックを受けているはずだ。そのレベルや内容はともかく、日本人の健康意識は総じて高い。ただし、健康診断でも人間ドックでも、栄養の欠損は見つからない。これはなぜなのだろうか？

その理由は、担当する医師に栄養という観点からデータを読む能力がないためである。臓器のトラブルを見つけることには長《た》けていても、栄養のバランスがどうなっているか、どの栄養が欠乏しているか、といったことを見抜く視点には欠けているのが、健康診断や人間ドックを担当する医師の現状なのだ。

実際、検診結果で、

「あなたはビタミンB_6、それから亜鉛が不足していますね」

といった指摘を受けたことがある人はいないのではないだろうか。

しかし、健康診断を毎年受けていれば、わずかであっても数値の変化があるものなのだ。それを見ようとしないで、基準範囲にあればすべて「A判定」で片づけてしまっていることが、大きな問題なのである。なぜなら、わずかな数値の変化に、うつ症状につながるような栄養欠損が隠れているケースがひじょうに多いからだ。

ついでにいっておけば、基準範囲そのものも、厳密に決められているものではない。通常、基準範囲を決めるのは臨床検査会社だ。自社の社員から15〜30人ほどをピックアップし、採血してデータを取る。その95%が含まれる範囲を基準範囲としている。だから、検査会社によって基準範囲にバラつきがあることも珍しくないのである。

◉健康診断は事前準備しないほうがいい？

健康診断の判定結果にはだれでも一喜一憂するようだ。

「おっ、コレステロールはセーフだったよ。よかったぁ！」

「えっ、血糖値がこんなに上がっているの⁉　すごいショック」

しかし、数値は意図的に操作できるのである。たとえば、ふだんは野放図《のほうず》にお酒を飲み、油っこい食事をしている人でも、健康診断を受ける2、3日前から酒を控え、食事に注意を払えば、血糖値や中性脂肪、肝臓系などの数値は確実に下がるのだ。つまり、健康診断で「A判定」を得ることは、じつは難しいことではないのである。

いつもは散らかし放題の部屋を、来客があるときだけ片づければ、「神経が行き届いたきれい好きな人」に見えるのと同じだ。

けれどももちろん、そんな判定に意味はない。ふだんの生活に戻れば、数値はまったく違うものになっているはずだから、診断にはなっていないのである。

本来なら、健康診断は抜き打ちでおこなうのがいいのだろう。それなら、ふだんの生活が身体をどんな状態にしているかを知ることができる。わたしのクリニックでも、よく抜き打ち検査をおこなっている。そこで見えてくるものこそが、自分の身体の状態なのだ。

第4章

心のトラブルを引き起こす 5つの栄養欠損

◉こんな症状があったら栄養欠損の可能性大

前章で、いまの自分の身体の栄養状態を知るには、血液検査と糖負荷検査が有効であると述べた。けれどもそれには、手間や時間がかかるという難点がある。そこで簡単に自分の栄養状態を知るためのチェックリストを用意した。

「味覚が鈍くなったのは亜鉛不足」「めまいや立ちくらみは鉄不足」といったことがいわれているように、ある栄養素が不足すると、心身にあらわれてくる症状というものがある。そのような自覚症状が、自分の栄養状態を知る手がかりになる。

ここでは、うつの症状とかかわる栄養の問題として、次の5つを取り上げる。

1　低血糖症
2　鉄欠乏
3　亜鉛欠乏
4　ビタミンB群欠乏
5　たんぱく質欠乏

ただし、チェックリストで判断がつかなかったり、これら以外の問題が関係しているケースもある。気になる人は栄養療法に詳しい医療機関で検査を受けることをおすすめする。

1 低血糖症

低血糖症チェックリスト

≫以下の項目のなかで該当するものに○をつけてください。

	1	甘い物、スナック菓子、清涼飲料水をほぼ毎日摂る
	2	空腹感を感じ、おやつを食べることが多い
	3	夜中に目が覚めて、なにかを食べることがある
	4	夕方に強い眠気を感じたり、集中力が落ちる
	5	体重の増減が激しい
	6	体重が増えてきた、または痩せにくくなった
	7	イライラや不安感が、甘い物を摂ることでよくなったことがある
	8	頭痛、動悸、しびれなどが甘い物を摂ることでよくなったことがある
	9	安定剤や抗うつ剤を服用しても、あきらかな症状の改善がない
	10	血縁者に糖尿病の人がいる

合計□個

◉うつと誤診されやすい低血糖症

10項目のうち、3項目以上にチェックがついた人は、低血糖症の危険性が高いと考えられる。じつはこの低血糖症こそ、一番うつに間違えられやすい栄養のトラブルなのだ。

突然イライラする、漠然とした不安感に苛《さいな》まれることがある、集中力が減退している、夜中に目が覚めることが多い……など、さまざまな不調を感じて精神科を受診すれば、おそらく、「うつ」、あるいは「不安障害」といった診断がくだされるに違いない。

この章の最後で詳しくお話しするが、うつ病などの診断は、かなりマニュアル化されているというのが現状だ。そのマニュアルにない症状を訴えたとしても、それはチェック項目には入ってこない。

たとえば、7の項目の、イライラや不安感があるとしよう。そのあとに、「甘い物を摂ると、気分が落ち着くんですけど……」

と状態を説明したとしても、「甘い物～」以降の言葉は、うつ症状とは関係ないとして診断に加えられることはない。だから多くのケースで、うつと診断されてしまう。

ところが、じつは甘い物への渇望は、あきらかに低血糖症の状態を示しているのである。

1の甘い物、スナック菓子、清涼飲料水などをほぼ毎日摂取している、という箇所にチェックが入った人も、そうした食習慣が低血糖症を引き起こしている可能性はかぎりなく高くなる。

食事のあいだに空腹感を感じてなにかを食べるというのも低血糖症の症状だし、夜中に目覚めるというのはうつの症状でもあるが、なにかを食べてしまうというのは、低血糖症状の証。体重の増減があったり、太り始めて、痩せにくくなるというのもそうだ。うつと低血糖症の症状には、似た部分が多いのである。

気分に変調があらわれるようになったら、低血糖症が関係しているのではないかと、疑うべきだろう。

◉糖尿病と低血糖症は表裏一体の関係

低血糖症は、その名が示すとおり、血糖値が深くかかわっている。これがなぜうつのような精神症状をもたらすのか、疑問に思う人もいるかもしれない。

脳のエネルギー源として、とても重要な働きをしているのがブドウ糖だ。ブドウ糖は肝臓で分解されてエネルギーとして使える状態になったあと、その多くは血液中に溶け込み、身体の各器官へ届けられ、脳へと送られる。血液中に溶け込んだブドウ糖の濃度を示すのが「血糖値」だ。

血糖値は通常、ホルモンによって一定の範囲に調整され、維持されている。一定の範囲から上、つまり、濃度が高くなるとすい臓からインスリンが分泌され、濃度を薄めて血糖値を下げるように働く。逆に、濃度が低くなると、血糖値を上げるためにアドレナリン、ノルアドレナリン、コルチゾールなどといったホルモンが作用し、あらたにブドウ糖が補給される仕組みになっている。

血糖値が安定して、脳に充分なブドウ糖が供給されていると、精神状態はとても安定したものになる。やる気があり、集中力も満々、楽しい、気持ちいいといったプラス感情が自然に湧いてくる状態だ。

この心の状態を維持するには、血糖値を安定した状態に保つということがなによりも重要なのだ。食事をしたあと、血糖値がゆるやかに上がって、その後ゆるやかに下がり、3〜4時間後には空腹時とだいたい同じ値になって、空腹時のレベルから下がりすぎないことが前提となる。そして、ゆるやかに血糖値が上がって下がるカーブと、インスリンの分泌量の推移が並行になっていることが基本だ。

血糖値がゆるやかなカーブを描くようにするには、インスリンの分泌が少なくてすむような食生活を考えればいいということだ。第3章でお話ししたように、糖質の量を減らし、白米より玄米、食パンより全粒粉のパンを食べるなど、GI値の低い食品を摂ることが、血糖値をコントロールする最適な手段となる。

生活習慣病の代表として知られる糖尿病は、血糖値が高くなってしまう病気だ。血糖値を下げる働きをするインスリンが効かなくなる、あるいは効きづらくなって血糖値を上げている。つまり、インスリンを多量に放出する必要がある状態だ。

インスリンには脂肪を合成する作用があるため、インスリンの量が増えれば増えるだけ太りやすくなる。「最近太りやすくなった」と感じて検査を受けたら糖尿病が見つかったという人はじつは多く、症状のないまま進行していく病気が、糖尿病だ。

「血糖値が高くなって起こるのが糖尿病なら、低血糖症とは、血糖値が低くなって起こると考えていいのか？」

血糖値を調整する能力が落ちているという観点から見れば、糖尿病も低血糖症も、表裏一体の関係にあるとはいえる。

ただし、低血糖症というのは、血糖値が低くなることだけが問題になるのではない。上がったり下がったりを繰り返したり、低い値で推移していくという状態もある。インスリンの分泌が正常なかたちから著しく逸脱する人もいるなど、人によってあらわれ方はさまざまだが、一日を通して、安定した血糖値を維持することが困難になることによって、身体や心に起こってくるさまざまな症状が、問題になる病気なのである。

血糖値の安定が維持できないと、当然、脳に送られるブドウ糖も安定しない。脳にとっては一大事だ。そこで、血糖値が上がればインスリンが放出されるように、血糖値が下がりすぎれば、それに対応してさまざまなホルモンが働く。血糖値を下げるホルモンはインスリン一種類しかないが、上げるホルモンは多数存在していて、それらがさかんに働き出すわけだ。

たとえば、食事をしてしばらく経ち、血糖値が下がってきている状態のときに、インスリンが大量に出てしまうというケースがある。すると、血糖値を上げるように働くホルモンが放出されるわけだが、大量に出てしまうと今度は自律神経に乱れが生じ、心と身体にさまざまな症状が出てくるようになる。

どういったホルモンが優位に出てくるかで、あらわれる症状は違うが、集中力がなくなったり、イライラや不安感が増したり、人によっては眠気をもよおしたり、手のしびれや動悸《どうき》、頭痛を感じたり、筋肉がこわばったり……など、まさにうつと診断される症状が起こってくるのである。これが低血糖症である。

ところが、低血糖症に関する認知は低い。よく、糖尿病で血糖値を下げる薬を飲んだり、インスリン注射をしている人がその対応を誤ったときに、急激に血糖値が下がることを「低血糖」というが、特殊な病気を除いては、こうした状況が引き起こされないかぎり、低血糖症は起きないと考えられている。

いまほど食事の改善の必要性が叫ばれ、生活習慣病として糖尿病が問題視されているなかにあって、血糖調整異常として表裏一体の関係にある低血糖症がクローズアップされないのは、こうした認識が長く続いてきたからにほかならない。

なお、低血糖症には、典型的なパターンが3つある。3つのパターンの特徴を説明していこう。

①反応性低血糖症

「反応性低血糖症」というのは、食事を摂ったときに、急激に血糖値が上がり、ピークを迎えると今度は急激に下がっていくのが特徴だ。急激に上がったあとは、3〜4時間経って次に空腹感を感じる前に、空腹時の値より80％未満ほどの値で、血糖値が下がっている。

空腹時の血糖値は、上がる前と下がった時点で同一ラインにあるのが正常の血糖値のあり方なのだが、このタイプは、下がったときの値が空腹時を下回っている状態なのだ。

こういうカーブを描く場合は、じつに多彩な精神状態と身体の変調があらわれる。血糖値が急激に下がると、飢餓状態に備えるためにたくさんのホルモンが放出されるが、どのホルモンが作用するかでさまざまな症状が出てくるのだ。

たとえば、アドレナリン、ノルアドレナリンが急激に放出された場合は、動悸、手足のしびれ、筋肉のこわばり、あるいは頭痛といった症状があらわれる。精神的にはイライラしたり、不安感が募ったり、恐怖心にかられる。その人の性格にもよるが、なかには凶暴性が増すといった症状をあらわす人もいる。

血糖値が下がりすぎてしまうと、今度は脳にいくエネルギーそのものが減ってしまうため、集中力の低下、強い眠気、うつっぽい症状があらわれる。このタイプでさらに問題なのは、インスリンが遅れて出てしまい、しかも量が多いことだ。

インスリンの放出が多い場合は、ため込む作用が働いて、太る。食事の量が増えていないのに太ってきたといったときは、この反応性低血糖症の傾向が疑われる。

◉正常の血糖曲線

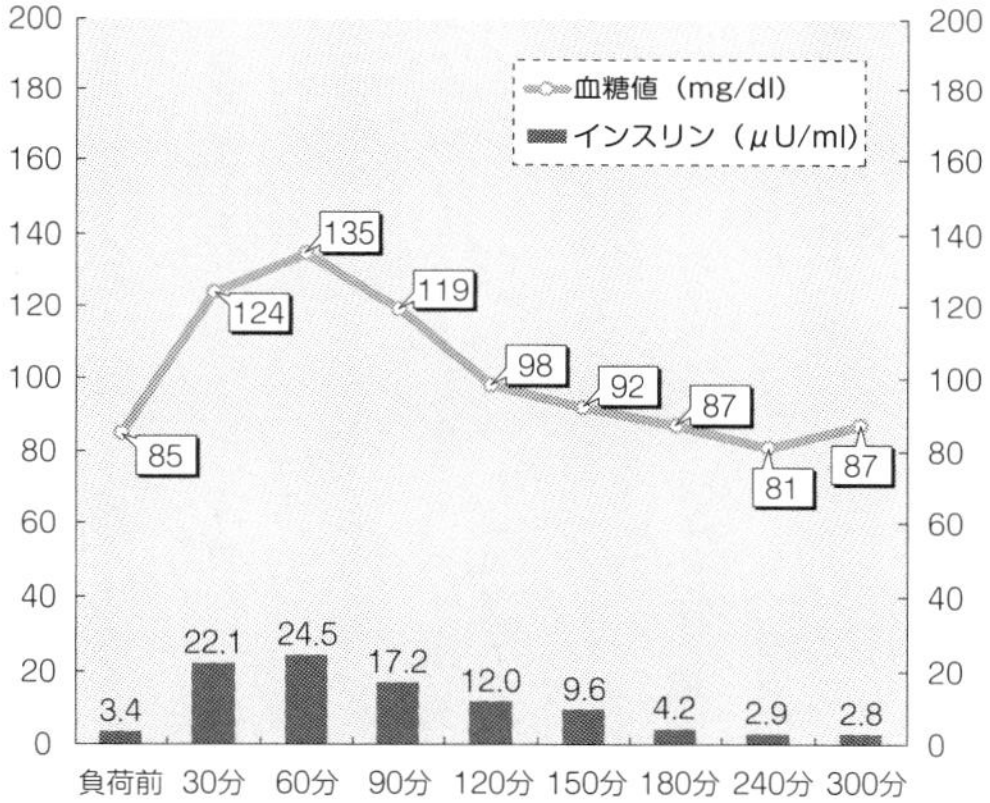

血糖値は負荷前の空腹時血糖よりも大きく下がることはない

◉反応性低血糖症の血糖曲線

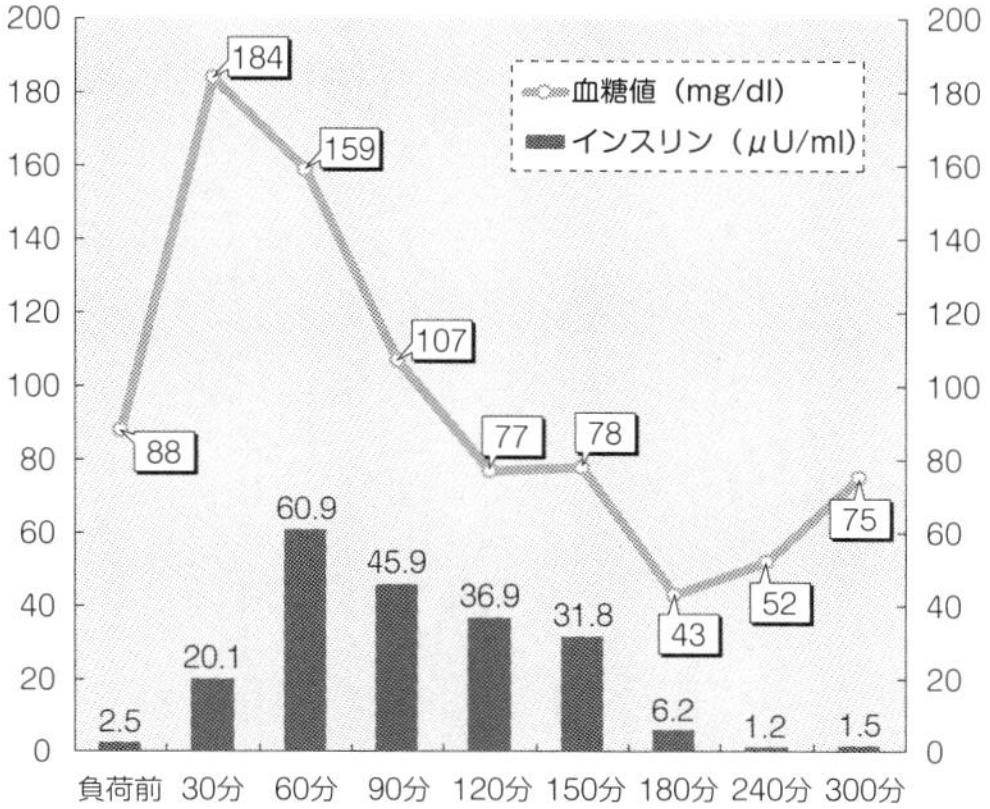

急激に血糖値が低下し、180 分後には負荷前（空腹時）の 50%まで低下している

◉無反応性低血糖症の血糖曲線

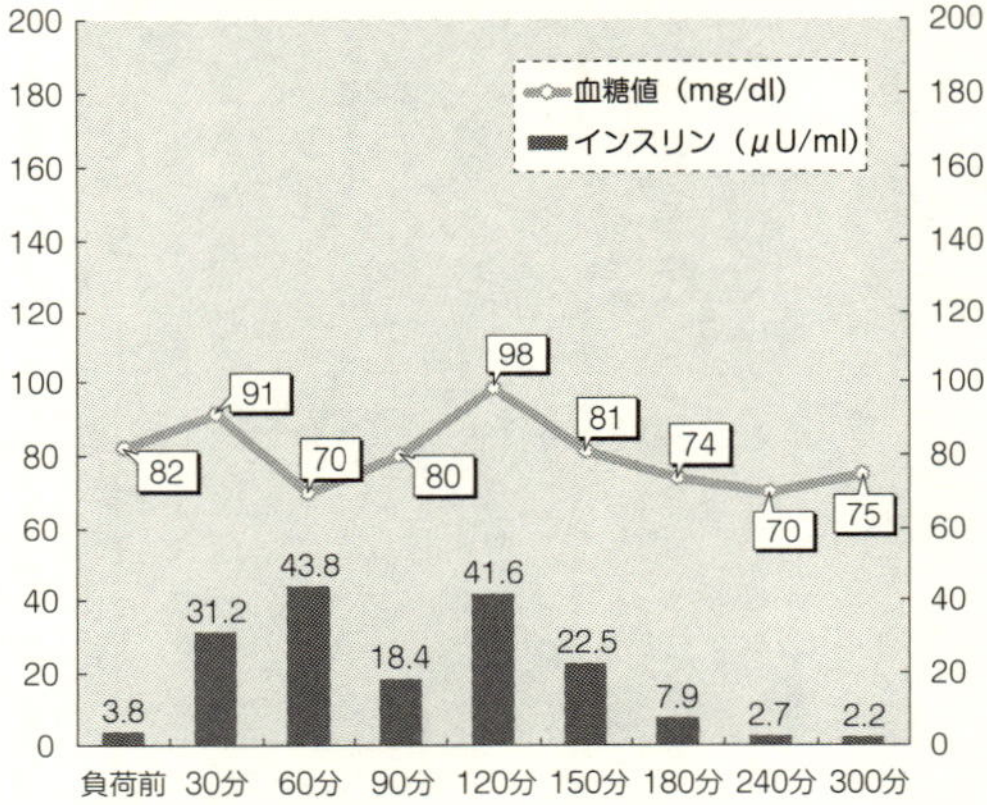

安定した血糖値の上昇がないため、脳や身体の活動に支障が出る

②無反応性低血糖症

食事をしても血糖値の充分な上昇がないタイプを「無反応性低血糖症」という。10代～30代前半の人に多く見られるパターンで、脳や筋肉など、身体にエネルギーを供給する時間帯がつくれないのが特徴だ。図を見てわかるように、インスリンは出たり入ったりしている。インスリンは血糖値を下げる働きをしているから、血糖値がなかなか上昇していかないのだ。

　こういう血糖値のカーブを描く人は、とにかく疲労感がひどく、身体が常にだるい。朝起きられずに、学校へ行けない、仕事へ行けないといったことが起こってくる。脳へのエネルギーが絶対的に不足しているため、思考

◉乱高下型低血糖症の血糖曲線

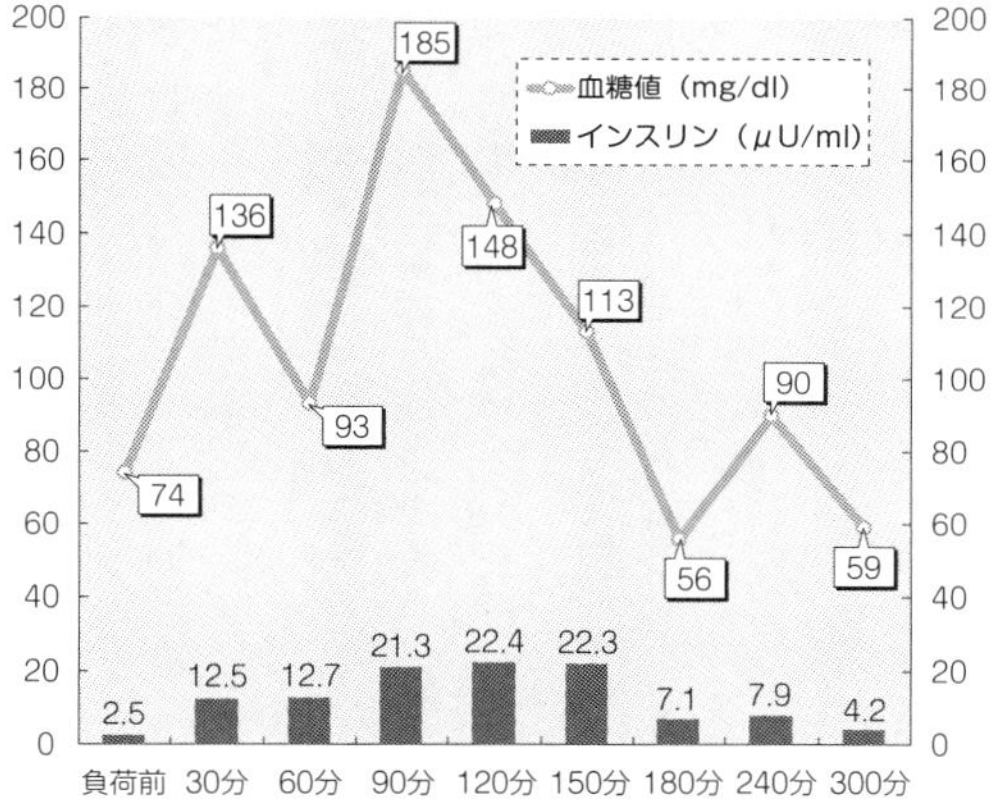

血糖値の乱高下には、多くの自律神経の調整が関与するため、精神状態に影響する

力が低下しているし、このパターンは間違いなく抑うつの症状を訴える。

一時期「慢性疲労症候群」として、厚生労働省が研究班をつくって調査したことがあった。うつの症状のひとつではないか、ビタミンCが欠乏しているのではないかなどといった意見も出されたが、残念ながら、慢性疲労の原因に低血糖症が取り上げられることはなかった。結局、結論は出ないままに終わっている。

③乱高下型低血糖症

「乱高下型低血糖症」は、血糖値が上がったり下がったりを繰り返すパターンだ。気分の変化もまさにその通りで、さっきまで調子がよくてニコニコ朗《ほが》らかだったのに、次の瞬間は、いきなり顔つきが険しく変わったりする。急にめそめそ泣き出したかと思うと、笑い出したりする。感情が一定しないというのが、このタイプの特徴だ。

その気分の変化と、血糖値のカーブがみごとに合致しているため、検査結果を告げると、多くの人は気持ちが軽くなるようだ。メンタルな問題だと思っていたのが、原因がわかり、治療の方向も見えてくる。そのことにホッとするのだ。

また、血糖値の乱高下を繰り返す場合は、常に血糖値の急激な下降に対応すべく、交感神経は緊張状態を続けていなければならない。交感神経を司《つかさど》るホルモンが多く分泌されていて、脳内にはノルアドレナリンが高い値で示されることが多い。

ちなみに、いずれの低血糖症のタイプも一般的に認められた正式名称ではなく、実際にはこれらのタイプの特徴をあわせ持つ人も少なくない。

◉重度のうつ、じつは低血糖症だった!

あきらかに低血糖症と思われる症状を訴えていた、23歳の男性の例をご紹介しよう。

彼がわたしのもとを訪れる前に言い渡されていた病名は重症の「うつ病」だったが、検査の結果からは、低血糖症によるうつ症状の発現が見てとれた。

彼は、中学生時代からいじめに苦しんでいたが、高校に入学した16歳ごろから、さまざまな症状を訴えるようになっていた。

落ち着きがなくなり、音にひじょうに敏感になった。18歳のころからは、テレビやラジオの音や音楽がわずらわしいという感覚が起こるようになる。そのころから、意欲が低下し学校を休みがちになった。

精神科を受診したのは19歳のとき。くだされた病名が「反応性うつ病」だったというわけだ。このときから投薬が開始された。最終的に処方された薬は7種類、一日に24錠を服用するようになる。薬を飲むようになってからも身体はだるく、吹き出物が出始め、口内炎もできるようになる。

そして21歳のとき、一年間で20キログラムも太ってしまったことで、自分の判断で薬の服用をやめる決意をした。皮膚のトラブルも激しかったという。

薬を中止して半年ほど経ったころから、うつや不安症状が再燃したため、再び精神科を受診し、投薬が再開された。

わたしのところにきたときの血液の状態は、たんぱく質、コレステロールの値がひじょうに低く、総合的な栄養不良の状態だった。たんぱく質の代謝もうまくおこなわれていないという結果。食事内容を聞くと、さもありなんであった。

太ってきたために、ほとんど肉は食べていなかった。ご飯やパンはよく食べ、お腹がすくとスナック菓子を食べる。ペットボトル入りのミルクティや清涼飲料水などをよく飲み、夜中に空腹で目が覚めることがあり、どうしようもなく食べてしまうという食習慣だった。

5時間の糖負荷検査をおこなったところ、彼は「乱高下型低血糖症」であることがわかった。

このパターンは血糖を調節するために多くのホルモンや酵素が用いられて、自律神経のバランスに乱れが生じる。うつ症状のほかにイライラや焦燥感、強い不安感や恐怖感、頭痛や動悸、手足のしびれなどの身体的な症状も出る。血糖値が急激に低下した3～4時間後には、強い不安感を訴えていた。

治療方針はまず、血糖値を急激に上げる食材を避ける指導から始まった。清涼飲料水、スナック菓子、甘い物、砂糖、白米、ラーメン、白いパンなど、GI値の高い食材を避けてもらうようにした。食事の回数は一日に3～5回、一回の量を少なくして回数を多くし、たんぱく質の摂取を充分におこなうように指導した。彼はほとんどひきこもり状態だった

◉低血糖症の人の血糖曲線

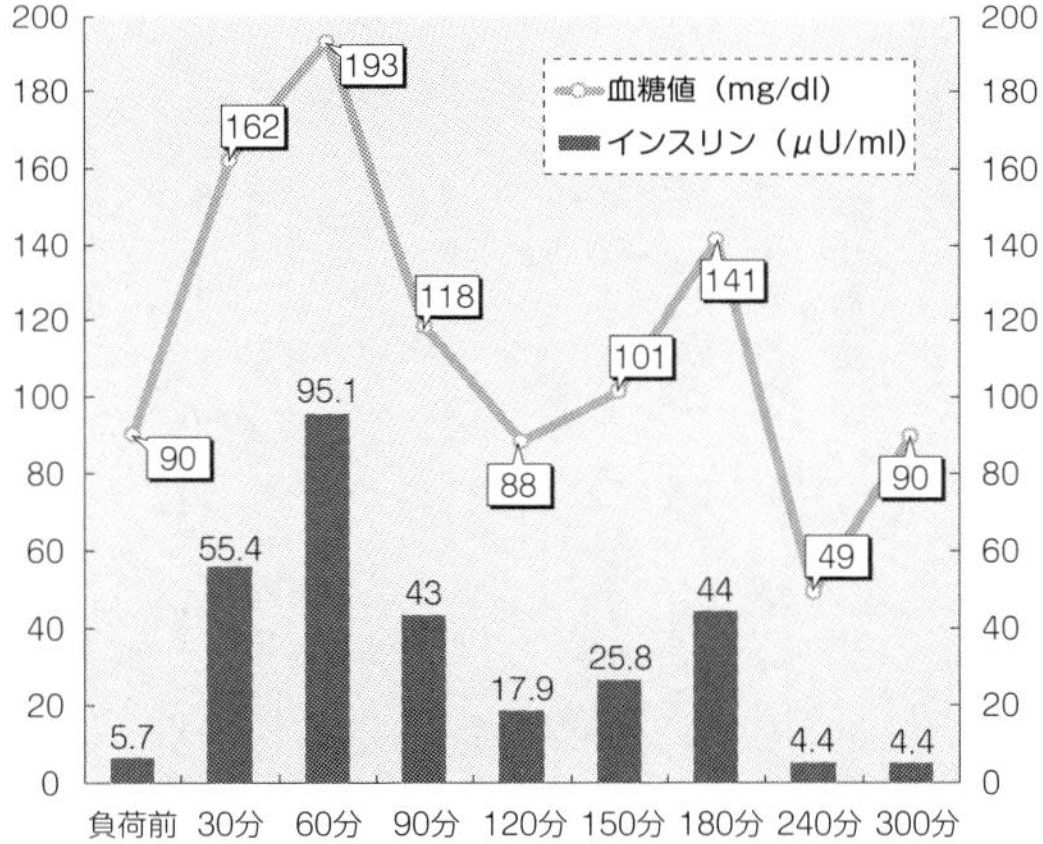

ため、食事のあとは散歩に出かけることをすすめた。

こうした指導を基本に、不足している栄養素（ナイアシン、ビタミンC、ビタミンB群、プロテイン）を併用してもらい、7カ月後の彼の自覚症状は、以下のようなものになった。

・不安や焦燥感は、まったくなくなった。
・毎朝決まった時間に起きることができるようになった。
・皮膚の状態がとてもよい。
・体重が8キログラム減って、身体が軽い。
・いろいろなことをやりたいという意欲が芽生えてきて、医療事務の専門学校に通い始めた。

・精神科から処方された薬は1種類のみ飲み続けている。自分でいらないと思っているが、前回のこともあるので継続している。
・ときどき、甘い物を食べたくなるのがつらい。

うつ病と診断された人には、じつは低血糖症であるケースが多い。食事の摂り方が乱れていて、圧倒的にたんぱく質の摂取が少ない。彼の場合も例に漏れなかったが、たんぱく質の代謝を促進するビタミンB群のサプリメントを摂ることによって改善。血糖値の乱高下も、落ち着いてきた。

◉低コレステロールとうつの関係

第3章でお話ししたが、脳の複雑な神経細胞のかたちを保つために重要なのが、コレステロールだ。コレステロールは神経伝達をすばやくおこなうのにも使われている。

それほど重要な働きをしているコレステロールが脳に少ないとしたら、いったいどんなことが起こってくるかは、容易に想像がつくのではないだろうか。

コレステロールの値が低い人は、うつの症状を発現するケースが、じつに多いのだ。コレステロールが脳内に少なくなると、セロトニンの機能が異常になる。セロトニンは心のバランスを保つために重要な脳内神経伝達物質であることはお話ししたが、バランスが崩れると、心はうつの症状を訴え、問題行動へとつながっていくのだ。

低コレステロールとうつの関係を示したデータは、数多い。アメリカで、就学児童や青年を中心に調査した結果では、コレステロール値が正常な群に対して、低コレステロールを示した群では、乱暴な行動が理由で停学や退学の処分を受けていた若者が3倍もあったというのだ。その報告はこう締めくくっている。

「コレステロールの低下は、攻撃性亢進のリスクファクターである」

人間ドックを受けて低コレステロールだった人は、うつの割合が高いという報告もある。出産後にうつ症状を訴えることを「産後うつ」というが、出産後コレステロール値が急激に下がることがうつを引き起こしているのではないかと考えられ、ここでも低コレステロールが関連していることがわかってきている。

さらには、高コレステロール血症と診断された人のなかで、投薬によるコレステロールの低下治療を受けた人と受けなかった人を比較したデータでは、投薬治療を受けていた人において自殺や事故死が多いという報告も少なくないのである。

うつの症状を訴えてわたしのところにやってくる人の検査データにも、それははっきりとあらわれている。あきらかに低血糖症と診断する人のなかには、コレステロールの値が低い人が、少なくないのである。

さきほど、糖尿病と低血糖症は〝表裏一体〟の関係にあるとお話ししたが、同じことがコレステロールの値の判断にもいえるのではないか。とくに、若い世代に起こる問題行動や、中高年以上の人のうつも含めて、低血糖症とあわせて考えていかなければならない問題だと思うのだが……。

次にご紹介するのは、問題行動を起こしてきた21歳の女性の例だ。低血糖症を示していたのと、コレステロール値が低かったのが特徴的な例である。

◉低血糖症＋低コレステロールの症例

その女性は「強迫性障害」と診断されていたが、彼女の症状は、まさに診断されたその通りのものだった。

何度も手を洗う、ドアや受話器など人が手に触れるものには触れない。一日に何回もシャワーを浴びるため肌もガサガサという状態だった。明るい光の刺激がいやで部屋のカーテンもあけられず、人ごみが苦手で、電車にも乗れない。身体が異常にだるく、頭のなかがモヤモヤするため学校も休みがちになった。お母さんの話によると、小さなころからテレビゲームばかりをしている子だったという。

ご飯が大好きで、学校からは肥満を指摘されていた。成績は優秀で、高い集中力を持続して勉強することができた。13歳のころから次第にイライラするようになり、ときにキレるようになっていった。

強迫性障害の兆候が見え始めたのは16歳のころ。生活は勉強のため夜中の2時3時まで起きている状態だった。眠気を抑えるためのドリンクを飲み、コーヒーは学校へ持っていくほど多飲していた。

毎日イライラし、泣き叫ぶ。家族に当たり散らすといった行動が顕著になり、お母さんの言葉を借りれば、「人が変わってしまったようだ」というほどの暴れようだった。

学校の先生からカウンセラーを紹介されたが、彼女の答えはＮＯ。いよいよどうにもならないと感じたのか、彼女自身が病院へ行くことを選択した。

このとき18歳。すでにひきこもり状態だったという。19歳のとき、単身赴任中の父親と一緒に住み、予備校へ通うことを計画していたが、実際に住みだすと、体重が20キロも増えてしまい、再び家に帰ってきた。

ひきこもりは相変わらずで、身体のだるさを訴える毎日だったという。

彼女の場合、強迫性障害の症状もさることながら、キレる、うつ、ひきこもりといった症状にこそ問題があった。検査データを見ると、低血糖症の数値が見てとれ、しかも著しくコレステロール値が低い。肥満ということもあり、コレステロール値を上げながらの体重コントロールは、それほど簡単ではなかっただろう。しかし、彼女はよくがんばった。絶対的な栄養素が不足していることにも、理解は早かった。

栄養療法を始めて6カ月後、あれほどいやがっていた人ごみにも抵抗が薄れてきていた。友人に誘われて外出するようになり、電車に乗って街にも出ることができるようになった。驚くことに、泊まりがけで海水浴へも出かけたという。あれほどひどかったさまざまな症状が軽快した証拠だ。

気持ちも前向きになり、ひきこもりは卒業した。彼女はその後、将来の夢を実現するためにアメリカの大学を受験し合格。いまはアメリカでのキャンパスライフを楽しんでいる。

◉低血糖症になりやすい人、なりにくい人

再三お話ししてきたが、低血糖症になる人は、栄養摂取が乱れていることが多い。ダイ

エットをしてたんぱく質をシャットアウトしていたり、インスタント食品やスナック菓子をより多く食べる人は、低血糖症になりやすい人ということができる。

ただ、そうした食習慣以外にも、低血糖症になりやすい人はいる。腸の粘膜が弱いというのがそれだ。

腸の粘膜は、通称〝ゴッドハンド〟といわれるほど、かなり選択性があり、調節能力が高い。食べ物を吸収するスピードを調整し、足りないと思うものは吸収率を上げ、足りているものは吸収率を下げる。つまり、身体のなかに取り入れるものを、腸の粘膜がすべてコントロールしているのだ。

腸の粘膜にはそもそもそうした能力が備わっているのだが、アレルギーを持っているケースでは、腸の粘膜が弱いという傾向がある。たとえるなら、ザルの網の目のようにアレルゲン物質を体内へ、すんなりと取り込んでしまうのだ。

当然、栄養素も大きな分子のまま取り込まれることになる。つまり、吸収の速度が速くなり、急激な血糖値の上昇につながってしまうというわけだ。

腸の粘膜に〝カビ〟がついてしまった場合にも、低血糖症を引き起こす確率は高くなる。

「腸の粘膜に、カビ!?」

たいていの人は、身体のなかにカビが発生するなど、思いもよらないに違いない。ところが、カンジダ菌は人の消化器官内にも発生することで知られるカビで、通常、免疫力がしっかり働いていれば容易に取り除けるものなのだが、免疫力が弱くなっていたり、免疫力の弱い子どもの腸についてしまうと、なかなか取り除けない。悪いことに、このカビは甘い物が大好物なのだ。そのため、精製された炭水化物や甘い物が体内に入ってくると、それを餌にして増殖し、ますます腸の粘膜を弱らせてしまう。栄養摂取の乱れがあれば、なおのこと、弱らせる傾向は大きくなるといっていいだろう。

腸の粘膜に原因が探れるケースでは、「無反応性低血糖症」や「乱高下型低血糖症」を起こしている割合が高く、比較的若年層に多いのが特徴だ。ただ、腸の粘膜は細胞の入れ替わりが早いので、栄養療法でアプローチすることによって、比較的スムーズな改善傾向が見られる。

また、血縁者に糖尿病の人がいるといった場合も、低血糖症になる確率は高い。先ほどお話ししたように、糖尿病と低血糖症は、血糖調整の異常という点では、表裏一体の関係にあるからだ。

◉ストレスも原因のひとつ

副腎が疲労していることも、低血糖症を引き起こす要因のひとつとして見逃せない。
副腎は腎臓のうえに、帽子のようにのっている臓器で、腎臓が２つあるように、副腎も２つあり、機能している。

副腎はストレスを受けたときに、一番影響を受ける臓器だ。副腎ではアドレナリン、ノルアドレナリンやコルチゾールといったホルモンがつくられている。これらのホルモンは、ストレスを受ける、あるいは受ける可能性を想定して放出されるホルモンだ。ストレスを受けると、これらのホルモンは即座に放出され、足りなくなればつくり、また放出される。ストレスが繰り返されれば、副腎はホルモンをつくり続けなければならない。

また、副腎から放出されるホルモンは当然、血糖値を上げるときにもかり出される。「血糖値が下がりすぎているぞ」という指令がくれば、それに対応しなければならない。ところが、日々ストレスにさらされている副腎は、その指令にいつもいつも、全力で対応できるわけではない。

「疲れているのはわかるが、なんとか、がんばってくれよ」
「う〜ん、もうヘトヘトなんだよ……」

ストレスにさらされている人からは、そんな副腎の声が聞えてきそうだ。

血糖値を上げるホルモンはほかにもあるのだが、副腎が担っている役割はとくに大きい。日々受けるストレスによって副腎が疲弊していることもまた、低血糖症を引き起こす原因になるのである。

副腎が疲れている人の特徴は、朝～午前中のうつ症状や疲労感が強く、夕方から回復するというものだ。この症状もうつ病と診断されてしまう特徴なのである。

◉血糖調節の安定が、心を安定させるカギ

うつ、統合失調症、パニック障害など、精神症状に変調があらわれる病気でも、さまざまな病名がある。精神科のドアを叩けば、必ずなんらかの病名がつけられ、おこなわれる治療といえば、投薬だ。

それでも治らず、わたしのところへやってくる。わらにもすがる思い。そんな表現がぴったりなほど、疲弊して当院のドアを叩く。

来院した人には必ず薬を見せてもらっているのだが、7～8種類飲んでいることがふつうだ。なにかひとつ症状を訴えるたびに飲む薬が増えているのだろうとは、容易に想像

がつく。

「病まなくてもよかったのに病み、誤診され、誤った治療をされる」

「潜行性で人を荒廃させる文明病」

「単純で安全で効果的な手段を用いて治療が可能であるが、それに気づいていない」

これは、アメリカの栄養学者パーポ・エイノーラ博士の言葉だ。彼は早くから低血糖症という概念を提唱し、研究を重ねてきた人物だ。彼の残した言葉は、まさに食べ物が原因でうつになっている人のことをさしているといっていい。

アメリカの精神科医であるマイケル・レッサー博士はこういう。

「医療に従事し始めたときには、心理療法と薬を処方することが治療のすべてであった。心理療法は長時間かかるが、わずかの人にしか役立たない。薬は、症状を抑えるには時に効果があったが、ほとんどの問題の原因を治しはしない」

レッサー博士は、栄養療法の分野ではホッファー博士と並ぶシンボル的な存在だが、その博士はこうもいう。

「あらわれる精神症状は、さまざまな原因によって生じるが、それらの原因は低血糖症が関係している」

血糖調節を安定化することこそが、心を安定させる基本にあると、彼はいっているのだ。

◉国会で取り上げられた低血糖症

身体を病めば医療機関がそれに対応し、症状に合わせた治療がおこなわれる。この当たり前の〝病気〟の範疇《はんちゅう》に、低血糖症は、いま現在、組み込まれてはいない。

そこに、少しだけ光が当たった。国会で「低血糖症」が取り上げられたのである。

二〇〇八年、一人の参議院議員が参議院議長に宛て「質問主意書」を提出、総理大臣からの回答が届いたのだ。その回答の一部をご紹介しよう。

――さまざまな治験例から統合失調症やうつ病、パニック障害などの精神疾患のなかには各種ホルモンの異常や代謝性疾患にともなう精神症状、栄養欠損による低血糖症等が含まれることが指摘されているが、精神疾患と低血糖症との関係について国の見解をあきらかにされたい。

――分子栄養学の知見では、5時間糖負荷検査の結果、精神疾患のなかには栄養欠損による低血糖症が見られるといわれているが、国の見解を示されたい。

この質問に返ってきた回答はこうだ。

「低血糖症は、血糖値が生理的な調節範囲を外れて低下し、そのために中枢神経系および自律神経系の機能異常をきたした状態であると承知している。低血糖症による中枢神経系の機能低下にともなう症状として行動変容や錯乱等の精神症状を生ずる場合もあると承知しているが、ご指摘のような治験例や知見については承知しておらず、一般に低血糖症により統合失調症、うつ病またはパニック障害が発症するとは考えられていないと承知している」

最後の質問に対してはこう回答している。

――低血糖症の治療には薬代がかさむため、医療面、経済面での支援の検討を望む声が強いが、見解を示されたい。

「低血糖症そのものに対するブドウ糖の投与など一般的に必要な治療については、保険適用の対象となっているところであり、低血糖症の治療について、あらたに医療費の助成等の措置を講ずる必要はないものと考えている」

予想はしていたが、低血糖症に対する認識はまだまだ薄いというのが現状だ。

それでも、国会に取り上げられたということは画期的なことである。これを機に、低血糖症の認知がすすむことを願っている。

2 鉄欠乏

鉄欠乏チェックリスト

≫ 以下の項目のなかで該当するものに○をつけてください。

1 立ちくらみ、めまい、耳鳴りがする	
2 肩こり、背部痛、関節痛、筋肉痛がある	
3 頭痛、頭重になりやすい	
4 力が弱くなった	
5 よくアザができる	
6 のどに不快感（つかえ感）がある	
7 階段を上ると疲れる	
8 夕方に疲れて横になることがある	
9 生理前に不調になる	
10 生理の出血量が多い	

合計　　個

◉心と身体に影響が出やすい鉄欠乏

鉄は神経伝達物質の反応に深くかかわっている。その鉄が欠乏すれば、さまざまな精神症状が出てくる。些細なことでクヨクヨする、気分が憂鬱になるといったことが起こるし、睡眠のリズムの崩れから、寝起きが悪い、夜中に目を覚ましやすいなどの睡眠障害があらわれることもある。

また、酸素の運搬でも重要な働きをしているから、酸素供給が不足して疲れやすく、階段の上り下りがつらい、身体を休めないと夕食の準備にとりかかれない、などということにもなるのだ。筋力が落ち、以前より重いものが持てなくなるといったことも、酸素が不足していることで起こる。立ちくらみ、めまいも鉄欠乏の症状のひとつだ。

鉄はコラーゲンの再生にも重要な役割を果たしている。不足すれば、軟骨コラーゲンがつくられる量が減って、身体の節々が痛くなったりする。コラーゲンとの関連でいえば、肌の張りがなくなり、爪や髪の毛の質が低下するということも起きてくるのである。コラーゲンの塊である血管の壁が弱くなって、よくアザができたり、歯茎から出血しやすくなったりするのも、鉄欠乏のシグナルだ。チェックリストに3項目以上当てはまるなら、鉄欠乏の可能性が高い。

また、カタラーゼという酵素には鉄がたくさん含まれている。これは活性酸素を消す働きをする。だから、鉄が欠乏してカタラーゼが充分働けないと、日焼けをしたところがシミになりやすくなる。鉄欠乏が重度になると食嗜好《しこう》が変わるというのも特徴といえる。理由はわかっていないのだが、やたらに氷が食べたくなるのである。

◉鉄の増加でうつ症状が改善したケース

鉄欠乏からうつ病になった患者さんに、23歳の女性がいた。17歳と22歳のときにうつ病と診断されて治療を開始し、その後、入院治療をおこなった。抱えていた症状は、薬を1回でも飲まないとイライラ感に苛まれるため薬を要求する、強い疲労感と抑うつ感がある、理由のない不安感に襲われるといったものである。皮膚疾患としてにきびもあった。

検査の結果、栄養状態に問題はなく、肝機能、腎機能も正常。貧血も認められず、特定のたんぱく質と結合して血液中に存在する血清鉄の数値も基準範囲だった。

通常の精神科医なら、この検査結果から、身体には問題がなく、症状は精神的なものだと判定する。そして、投薬のみの治療がおこなわれるわけだ。しかし、栄養療法的な解釈は違う。これらの数値から栄養欠損を読み取るのである。

その結果として、貯蔵鉄の著しい減少、ビタミンB_6の不足、亜鉛の不足、たんぱく質の代謝低下を数値はあらわしていた。とくに貯蔵鉄の欠乏は著しく、ほかの栄養素の欠乏と比較して重度であった。さっそく、必要な栄養素の補給を開始した。

３カ月後、彼女はみずから買い物に出かけ、料理や洗濯などの家事もこなせるようになり、にきびも改善した。薬も４種類から２種類に減った。数値の変化で顕著だったのはフェリチンの増加だ。これは貯蔵鉄が増えたことを意味する。

さらにそれから４カ月後、ほとんどの症状が消えたのである。フェリチンの数値はさらに増え、初診時の３倍にまでなっていた。はっきりした改善が見られると、「先へ先へ」を考えるのが親心なのだろう。お母さまは「もっと、積極的になってくれれば……」と本人にハッパをかけている。

◉女性は男性以上に鉄が必要

最近、増えてきている栄養の問題点はなんといっても鉄不足である。その大きな原因になっているのが「肉を控える」という食傾向だ。若い女性はダイエット志向で肉を口にしなくなっているし、メタボリックシンドロームを気にする男性も泣く泣く肉と縁を切っている。それが鉄不足を深刻化させているのである。

また、食材に含まれる鉄の量も減ってきている。生産方法が変わったことによるものだが、これは鉄だけではなく、亜鉛やビタミンB群など栄養素全般にいえる。

平成17年度の国民栄養健康調査によると、一日の鉄の摂取量は1ミリグラム強。しかし、女性の場合、生理で1カ月に30ミリグラムの鉄が失われる。摂取した鉄は生理で全部なくなってしまう計算である。女性は一日に2ミリグラムは摂取する必要があるのだが、通常の食事ではとうてい無理。それを実現するとすれば、健康な男性が食べている倍の量の肉を食べなければならないことになるのだ。

ふつうの食事をしているかぎり、女性はほぼ全員が鉄欠乏になっているといえる。せっせと肉を食べるようにして、少しでも鉄の摂取につとめるべきだ。

なお、鉄不足を補うためにホウレンソウやプルーンを食べる人がいるが、鉄は本来、身体に吸収されにくい栄養素なのだ。ホウレンソウやプルーンなど植物に含まれているのは非ヘム鉄で吸収率が悪い。一方、レバーなどの動物性のたんぱく質に含まれているヘム鉄は吸収率が高い。身体に吸収されるのはヘム鉄の場合、食べた鉄の含有量の10～30%、非ヘム鉄では約1～5%とされている。供給源にするなら、ヘム鉄をおすすめしたい。

3 亜鉛欠乏

◯亜鉛欠乏チェックリスト

≫以下の項目のなかで該当するものに○をつけてください。

1	風邪をひきやすい
2	洗髪時、髪が抜けやすい
3	食欲不振になりやすい
4	肌が乾燥しやすい
5	傷の治りが悪い、跡が残りやすい
6	爪に白い斑点がある
7	味覚や嗅覚が鈍い
8	性欲が落ちた
9	ネックレスなどで皮膚炎が起こる
10	傷や虫刺されが膿みやすい

合計　　個

◉男性に多い亜鉛欠乏

亜鉛欠乏は、鉄欠乏と同時に起こりやすい。亜鉛と鉄は同じような食材に含まれているからだ。3つ以上当てはまる人は、亜鉛欠乏を疑ってみてほしい。

検査ではわかりにくい亜鉛欠乏だが、いくつか特異的な症状はある。

もっとも典型的なものが7の味覚障害だ。重度になるとなにを食べても味がしないという状態になるが、その前段階では濃い味を好むようになる。味覚障害が改善した母親の料理の味つけが、濃いめから薄味になったといった話もよくある。

男性の場合、単身赴任で外食が中心になり、3カ月ほど経つとなにを食べても味がしなくなり、うつ症状が出てきたというケースもあるのだ。

亜鉛が欠乏すると免疫が落ちる。風邪にかかりやすくなるのはそのためである。

また、爪に変化があらわれるのも特徴のひとつだ。白い斑点ができるのだが、これは亜鉛欠乏を判定するのにかなり重要なポイントとなるため、わたしは必ずチェックするようにしている。

皮膚のトラブルも、亜鉛欠乏で起こりやすい。肌が荒れてカサカサしやすくなる。アトピーの人には亜鉛欠乏が多く見られるし、また、傷が治りにくく、虫に刺されたりすると、跡がいつまでも残ったり、膿《う》みやすくなったりする。

亜鉛は男性に欠乏しやすい栄養素で、意欲の低下や性欲の低下が起こるのも特徴としてあげられる。

低血糖症との関連も見逃せない。亜鉛には、血糖値を下げるインスリンの分泌を調整する働きがある。亜鉛が欠乏すると、調整がうまくできなくなり、インスリンの出が悪くなったり、出すぎたり、あるいは、出るタイミングが遅れたりするのだ。そのため血糖値の調整に狂いが生じ、低血糖症になるわけだ。

また、血糖値の調整がうまくできないと、食欲のコントロールがつかなくなり、摂食障害に結びつくケースがひじょうに多い。摂食障害に悩む人の半数以上が亜鉛欠乏だったという報告もあるくらいだ。

◉亜鉛が欠乏していたうつ、適応障害の男性

顕著な亜鉛欠乏が見られたのが、29歳の男性のケースだ。

うつ病と適応障害の診断をくだされていたのだが、クリニックにやってくると、疲れやすく、強い不安やイライラがある、パニック発作が起こる、といった症状を訴えた。

目を引いたのは飲んでいた薬の量だ。

その数、なんと6種類。もちろん、最初からそんなに飲んでいたわけではない。処方した薬が効かないため、どんどん増えていったのである。そこにさらに副作用予防の薬も加わった。

こうしたケースは珍しくない。精神科医による診断がそもそも的外れな場合、いくら薬を増やしたところで効果が上がらないのは当然なのだ。

検査の結果、あきらかに亜鉛が不足していた。5時間糖負荷検査をおこなうと、30分後に大量のインスリンが分泌され、急激に血糖値が下がったのだ。亜鉛欠乏によるインスリンの調節障害が起きていたのである。

その後、また血糖値が上昇したのだが、これはホルモンの影響だ。アドレナリン、ノルアドレナリンといった、さまざまなホルモンが作用することで、血糖値を引き上げたのである。

こんな状態では、先にあげた症状が出るのは当然。そのままいけば、症状はますます悪化すると思われた。

そこでわたしは、亜鉛不足を改善することを中心に、必要な栄養素を摂ってもらうよ

◉亜鉛欠乏の人の血糖曲線

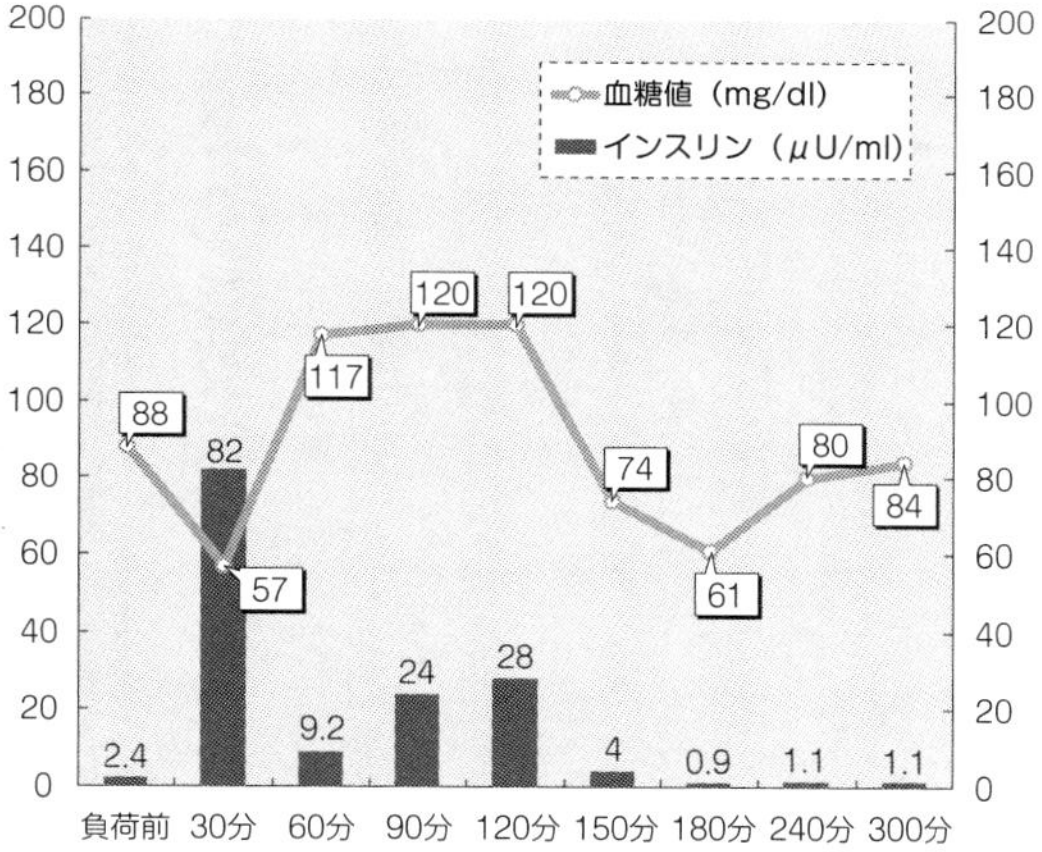

うに指導した。

4カ月後の彼の自覚症状の変化は、次のようなものになった。

・気持ちの波がゆるやかになった。

・パニックに陥らない。

・天気が悪い日も落ち着いていられる。

心配されていたお母さまからは、彼が自分で来院の予約を取ったのを見て、「本人にやる気が出てきたのを感じた」との報告をいただいた。

処方されていた薬を減らすことにも成功し、この時点で2種類になった。

4 ビタミンB群欠乏

ビタミンB群欠乏チェックリスト

≫ 以下の項目のなかで該当するものに○をつけてください。

1 アルコールをよく飲む	
2 音に敏感だ	
3 イライラしやすい	
4 集中力が続かない	
5 記憶力が衰えている	
6 よく悪夢を見る	
7 テレビがわずらわしい	
8 本を読んでも頭に入らない。興味がなくなった	
9 寝ても疲れがとれない。とにかく疲れる	
10 口内炎がよくできる	

合計　　個

◉眠りや集中力とかかわっているビタミンB群欠乏

ビタミンB群はすべての神経伝達物質の生合成にかかわっている、きわめて重要な栄養素だ。とくにビタミンB_6は、すでに説明したように、たんぱく質がGABAやドーパミン、セロトニンにつくり変えられるところで働いている（43ページ参照）。

欠乏していることを示す症状で、まずあげなければならないのが睡眠障害。睡眠のリズムが乱れ、昼間に眠くなったり、夜は寝たいのに寝られなくなったりする。夢を見る回数が増え、とくに悪い夢を見るのも特徴だ。当然、寝ても疲れがとれない。子どもの場合には、よく寝言をいったり、夜中に叫んだりする、といった症状があらわれる。

ビタミンB群の欠乏はまた、集中力や記憶力を低下させるから、情報処理能力がひどく落ちる。それが典型的にあらわれるのがテレビ。テレビは画面がめまぐるしく変わるし、光の刺激も強い。また、音の情報量も多い。それらの情報を処理しきれなくなり、テレビを集中して観られない、観る時間が少なくなる、興味がなくなる、さらにはわずらわしくなる、といったことが起こってくるのだ。

情報処理という点では本も同じで、読書ができなくなる。これには程度があって、難しい本は読めないが、雑誌なら大丈夫といったもの、雑誌は無理だがマンガなら読めるといったもの、雑誌もマンガもだめといったものなど、症状には個人差がある。いずれにも共通しているのは、無理に読もうとすると同じところの字面《じづら》ばかり追って、前に進めないということである。

また、音に敏感になり、過敏に反応してしまうのも特徴だ。そのほか、チェックリストにある項目に3つ以上当てはまるようなら、ビタミンB群の欠乏が疑われる。

◉ひきこもり状態が、ビタミンB群の摂取で改善

ビタミンB群の欠乏で多岐にわたる症状を起こしていたのが20歳の女性である。感情のコントロールができず、イライラ、不安、恐怖などに理由もなく襲われていた。常に頭痛をともない、自傷行為もたびたび。ほとんどひきこもりの状態が続いていたのだ。

発作を起こすと呼吸困難に陥り、けいれんまで起こすようになって、薬を飲むようになったが、改善は見られず、薬の種類だけが増えていくという状況。13種類も飲んでいたのだから、まさに薬漬けだったといっていい。生理は中学1年生から不順だった。

検査データでわかったのは、ひどいビタミンB_6の欠乏。また、亜鉛、たんぱく質、鉄も

不足し、血糖値の調整もうまくいっていなかった。

栄養アプローチとして試みたのは、まず、食事指導である。糖質を制限するために、吸収が速い甘い物はいっさい禁止。たんぱく質は動物性も植物性もまんべんなく摂るように指導した。ビタミンB群、とくにビタミンB_6は、たんぱく質と一緒に摂る必要があるのだ。摂り方のポイントは1回の量を少なく、回数を多くすることである。

サプリメントとしては、ビタミンB群を始め、ビタミンC、鉄、亜鉛、カルシウム、アミノ酸を摂るようアドバイスした。

3カ月後の検査ではめざましい成果が見られた。ビタミンB_6はもちろん、亜鉛、鉄の欠乏が改善し、たんぱく代謝や血糖調節の機能も向上してきたのだ。「めっちゃ元気」とは本人の弁だが、13種類も飲んでいた薬は主治医と相談のうえですべてやめた。

抑うつのレベルを見るSDSテストという検査法があるのだが、その数値が65から30に下がった。このテストでは53以上がうつと判定される。数値からも抑うつ状態を脱したことが確かめられたわけだ。「なにかやりたい」という意欲が出てきたこともそれを証明するものである。

ビタミンB_6の欠乏で一番影響を受けるのがGABAだ。すでにご存じのように、精神を落ち着ける神経伝達物質だが、このGABAが不足してくるのである。B_6はL－グルタミン酸がGABAにつくり変えられるときに働くため、その欠乏はGABAの不足にも、L－グルタミン酸の過剰にも直結するのだ。その結果、興奮状態が強く出たり、けいれんにみまわれたりする。

25歳の機能性てんかんの女性は、その典型的なケースだった。ビタミンB_6が欠乏し、グルタミン酸が過剰になっててんかんを起こしていた。

発症したのは13歳のとき。発作を起こすと歯がガタガタとなり、手が震えた。また、1分間くらいは白目をむいた状態となった。通学時は月曜日に発作が起きることが多かったという。

ビタミンB_6の補給を中心とした栄養療法を実施したところ、12年も悩まされていたてんかんはまったく起きなくなった。脳波もきれいになったのである。B_6によって脳内物質のバランスが整ったことが、彼女を悩みから解放したといっていい。

◉「江戸患い」はビタミンB群欠乏のせいだった⁉

ビタミンB群関連では、江戸時代にちょっと興味深いエピソードがある。

当時、「江戸患い《わずらい》」と呼ばれる病気があった。江戸時代には参勤交代制が敷かれ、地方の大名は妻や家族を一定期間江戸屋敷に住まわせなければならなかった。いわゆる人質だが、そこは大名の家族だから、江戸では大切に扱われ、食事も白米が供された。領国では雑穀が一般的だった時代に、白米はなによりのご馳走だったわけだが、困ったことが起きた。江戸に滞在している地方大名の家族が次々と精神に異常をきたしたのである。

ところが、その病は江戸を離れ、領国に戻ってしばらくすると治ってしまう。そこで、江戸の風土病とされ「江戸患い」の名がついたのである。

この江戸患いは、ビタミンB_1の不足による脚気《かっけ》である。おかしくなったのは、脚気の精神症状が出たためだ。原因は白米ではないかと考えられている。雑穀にはたっぷりと含まれているビタミンB_1が、江戸で白米ばかり食べるようになって不足し、脚気に冒されたというわけである。

江戸の昔から〝精製食品〟は弊害をもたらしていたということだが、わたしは、江戸患いにはビタミンB_1の不足だけではなく、低血糖症も関係していたのではないか、とひそかに睨んでいる。

5 たんぱく質欠乏

たんぱく質欠乏チェックリスト

≫以下の項目のなかで該当するものに○をつけてください。

1 肉や卵などはあまり食べない	
2 野菜中心、あるいは和食中心である	
3 豆腐、納豆などの大豆食品をよく食べる	
4 ご飯やパン、麺などで食事をすましてしまう	
5 成長期である	
6 妊娠、授乳中である	
7 ステロイド剤を使用している	
8 スポーツをする。あるいは肉体労働である	
9 胃薬をよく使う	
10 腕や太ももが細くなった	

合計□個

◉はっきりとした症状が出にくいたんぱく質欠乏

これまで繰り返しお伝えしてきたように、たんぱく質は、摂取していると思われているが、日常の生活では充分に摂取することが困難な栄養素である。また、チェックリストの項目を見てもわかるように、健康に気をつけた食事をしている人こそ、たんぱく質が不足してしまう。チェックリストに３つ以上当てはまるなら、注意が必要だ。

身体にとって非常に重要な栄養素なのだが、たんぱく質の不足によって起こる特徴的な症状が乏しいため、見落とされがちだ。これは、興奮系・抑制系・調整系などのすべての神経伝達物質の原材料がたんぱく質であるため、特異的な障害が起こりにくいことを意味する。

たんぱく質は、人が生きていくためには、毎日必ず一定量を消費する。それは、食事から摂取されるたんぱく質の量から独立している。つまり、どんなに食事からのたんぱく質が足りなくても、常に一定量のたんぱく質を消費するため、足りない分はわたしたちの身体を構成しているたんぱく質を分解し、消費してまかなっているのだ。

チェックリストの10にある「腕や太ももが細くなった」というものは、自分の筋肉をたんぱく源として利用してしまった結果を示す。そのほかの項目では、成長期、授乳期などは大量のたんぱく質が必要な時期であることを示している。また、ステロイド剤は身体のたんぱく質を大量に消費する薬剤の代表である。

最近になり、市販されている胃薬にも、強力に胃酸の分泌を抑えるものが増えてきた。胃酸が少ないと、食材に含まれるたんぱく質の吸収が減り、たんぱく質の欠乏を促すことになるので、注意が必要である。

◉健康志向がたんぱく質欠乏を招く!

先ほど、鉄欠乏の項目で肉を敬遠する食傾向の問題点について述べたが、これはたんぱく質の不足にもつながる。たんぱく質は神経伝達物質はもちろん、身体のあらゆる組織の原料だから、不足すればさまざまな支障が起きる。

ところがさまざまな健康情報が、肉や卵を控えることをすすめている。その結果として健康に気をつけている人ほど、たんぱく質不足になってしまう。

また、牛乳にきなこを混ぜて飲んだとしても、実際に吸収されるたんぱく質の量はひじょうに少ないのだ(191ページ参照)。

しかも、たんぱく質は〝食いだめ〟ができない。たくさん食べたからといって、身体に蓄えておくことはできないのだ。

こう見てくると、食事で必要な量のたんぱく質を体内に取り入れるのは、非常に難しいことがわかる。肉を敬遠すればなおさらだ。肉を積極的に食べ、サプリメントでプロテインを補給して、ようやくまかなえるというのが、現在のたんぱく質事情なのだ。

身体のなかでは、日々たんぱく質がさかんに使われている。同じ生活パターンを送っていれば、身体で使われるたんぱく質の量もほぼ一定になる。食事から摂るたんぱく質の量が少なくても、使われる量は変わらないのだ。前述したように、蓄えられているたんぱく質はないわけだから、不足した分は、筋肉や血液のなかのたんぱく質で補塡《ほてん》されることになる。

たんぱく質の少ない食事が続けば、身体のたんぱく質がどんどん使われ、体内でたんぱく質不足が起きる。そうして脳や組織への供給源が枯渇していくのである。

◉なぜ「食べ物うつ」が見逃されてしまうのか？

心の病、精神疾患を診断するためのマニュアルとして高い評価を受けているのが『ＤＳＭ－Ⅳ－ＴＲ』という９００ページにも及ぶ膨大な精神疾患の分類と診断の手引き書だ。

アメリカの精神医学会が編集したものだが、現在は精神科医のバイブルのようになっている。世界中の精神科医はこのＤＳＭ分類にしたがって、病名を決定しているといっていい。

ＤＳＭ分類の特徴は「多軸評定」にある。つまり、患者さんが訴える症状だけではなく、身体の疾患や環境的な問題、パーソナリティ障害なども考え合わせ、総合的に診断をくだすよう提唱しているのである。

たとえば、甲状腺のチェック、たんぱく質やビタミンＢ群、鉄、葉酸などの欠乏の有無のチェック、代謝のチェックなどもおこなう必要があるという記述が、はっきりなされている。しかし、現実には多軸評定はおこなわれず、症状だけで診断がくだされている。そこがもっとも大きな問題なのだ。

確かに、ＤＳＭ分類では症状を重んじてはいる。症状による診断基準を定めることで、診断が容易になるし、経験の浅い医師と経験豊富な医師で、診断が大きく変わるということもない、という利点もある。しかし、多軸評定がないがしろにされ、症状による診断だけが独り歩きしてしまっている現状は、なにより患者さんにとって大きなデメリットになっているのである。

一例をあげれば、パニック障害の診断基準では、動悸、発汗、身震い、息切れ……といった13の症状があげられ、そのうちの４つ以上が突然にあらわれ、10分以内に症状が頂点に達したら、パニック障害と診断すべきとしている。しかし、13の症状のうちいくつもが、鉄欠乏にともなう症状と重なるのだ。

とすれば、当然、鉄欠乏があるかどうかをチェックすべきなのだが、精神科医の診断ではそれがおこなわれることはない。そして、パニック障害だけを想定した薬が何種類も処方されるのである。統合失調症も、そのほかの精神疾患も同様だ。

うつの患者数が増加の一途をたどる今日、もう一度、多軸評定というＤＳＭ分類の原点に立ち戻る必要があるのではないだろうか。栄養的な評価を診断に加えれば、心の病への治療アプローチは大きく変わる。少なくとも、現在のような薬漬け状況は、画期的に改善されるはずなのである。

第5章

今日から実践！「うつ」にならない生き方

◉現代人を象徴する「ヘタレ君」の食生活

数年前になる。雑誌『SPA!』が「ヘタレ男」と題した特集を組んだことがあった。積極的に定職にも就かず、ひきこもりほどではないけれど、ニート生活を送っている。そんな現代男性の生態を探るといった内容の企画である。

わたしのところにも取材依頼があったのだが、連絡してきた編集者は、幾人ものヘタレ君に出会ううち、ある共通点に気づいたという。

「食生活とやる気のなさ、これはなにか関連があるのに違いない」

そう感じるきっかけになったのが、ヘタレ君たちの部屋のなかに散乱するインスタント食品の山だったという。

カップラーメン、ペットボトル、スナック菓子……。一人暮らしの若い男性が料理をするのは珍しいという前提はあったにしても、あきらかに食生活の中心は、インスタント食品だったのである。

興味深いことは、どのヘタレ君も健康には気を遣っているということだった。ラーメンはカロリーの低い春雨ヌードル、野菜ジュースは一日に1本を必ず飲み、スポーツドリンクを飲んで体力増強につとめるといった具合だ。

実際に、一人のヘタレ君が、編集者にともなわれて当院にやってきた。

彼は両親と同居。２階にある自分の部屋で昼夜逆転した生活を送っていた。階下で母親が閉めるドアの音にも敏感で、バタンという音が聞こえるたび、「うるせえな、くそババア！」とキレていたという。精神科にも通院し、多量の薬も服用していた。

血液検査をしてみると、まさに栄養欠損そのものの結果が出た。インスタント食品中心の食生活では「亜鉛」が欠乏してくる。やる気は失せ、性欲もなくなるというのが特徴だ。音に敏感で、睡眠リズムが乱れ、すぐにキレる。これはビタミンB群が不足しているために起こる症状である。

彼には必要なもの以外、飲んでいる薬のほとんどをやめてもらった。欠乏している栄養素を補うため、サプリメントを飲んでもらい、当然、インスタント食品は封印。食事指導もおこなった。

わたしのもとに朗報が届いたのは、２週間後のことだった。そのヘタレ君が就職活動を始めたというのである。２週間で前向きな意欲が出てきたというのは、素晴らしい変化であった。

◉加工食品・スナック菓子を食べると栄養素が減る！

ヘタレ君の例は、けっして他人事ではない。そう感じた人は多いかもしれない。「野菜が摂れないときは、野菜100％なんて書かれているジュースを飲んで、野菜を摂った気になっていたからな」

「料理をつくっている時間がないときは、どうしても加工食品に頼らざるを得ない。カップラーメンは1週間に2、3個は食べてしまう……」

「ポテトチップスは食べ出すと止まらない。あっという間に1袋カラにしてしまうこともあるし……」

現代人の食生活はいかにも〝お手軽〟になってしまったということだろう。健康を気遣って野菜ジュースを飲み、空腹を満たすために加工食品を摂る。食べる必要など本来はないのだが、おいしいおやつはやめられない。しかし、そうした何気ない〝食〟のあり方が、失ってはいけない必要な栄養素の消費につながっているのだ。

加工食品やスナック菓子の問題点は、ひじょうに糖質の割合が多いことだ。糖質の摂取が多くなると、人間の身体はインスリンというホルモンをせっせと出して血糖値を安定させようとする。このときに使われてしまう栄養素が、先ほどお話しした亜鉛だ。亜鉛欠乏は、たんに亜鉛が足りないだけでなく、食べたものによって亜鉛が目減りしてしまうことにも原因があるのだ。

同様に、ビタミンB群も、加工食品やスナック菓子を食べることによって、必要以上に消費されてしまう。

スナック菓子などにとくに多く含まれている食品添加物のリン酸も見逃せない。リン酸にはミネラル類の吸収を阻害する働きがある。せっかく栄養を摂っても吸収されないということが、加工食品やスナック菓子を食べ続けることによって起こってくるということだ。

◉栄養素はストレスでも消耗してしまう

必要な栄養素を消失してしまうのは、ストレスを受けた場合も同じだ。

ストレスというと、衝撃的なダメージがあったときに受けるものというイメージがある。突然リストラされたり、失恋したり、離婚したり、身内に不幸があったり、人間関係で悩んだり……。もちろん、それは大きなストレスに違いはないが、わたしたちの日常には、それと気づかないストレスは山ほどある。

風邪をひいたというときにもストレスを受ける。気圧の変化もストレスになることがある。雨が降る前になると体調を崩す人、うつの症状が高じるという人もいる。暑い寒いという気温や気圧の変化でも、わたしたちは容易にストレスを受けているのだ。

そうしたストレスに対抗すべく、わたしたちの身体には朝一番に活発に働き出す臓器がある。それが副腎だ。その日一日を元気で過ごすため、受けるストレスに打ち克つため、副腎からはさかんにホルモンが分泌される。第4章でも述べたが、それが副腎の皮質という部分で産生されるコルチゾールだ。ステロイドホルモンといったほうがわかりやすいだろうか。このホルモンの原材料となっているのが、コレステロール（脂質）だ。

コレステロールは悪い脂肪としてのイメージが定着し、「低いほうがよい」と誤解されているが、じつは血中のコレステロール濃度が低いとステロイドホルモンがつくりにくくなり、ストレスへの抵抗力が低下してしまうのだ。コレステロールは、適切な濃度を維持する大切な栄養素であると考えていただきたい。

また、コルチゾールが働く際には、ビタミンB_6が欠かせない。そのため、ストレスが増えると、ビタミンB_6が消耗してしまうのだ。

副腎がつくっているストレスに対抗するホルモンは、コルチゾールだけではない。副腎の髄質《ずいしつ》というところでは、アドレナリン、ノルアドレナリンという興奮系のホルモンもつくられている。これらのホルモンの産生にもっとも重要な働きをしているのが、ビタミンCだ。ストレスを受けると真っ先に消耗されるのがビタミンCだといってもいいだろう。

実際に、ストレスを受けると真っ先に消耗されるのがビタミンCだといってもいいだろう。

実際に、ビタミンCを与えられなかった動物の副腎はどんどん萎縮していくことが実験で確かめられている。つまり、副腎が萎縮するということは、ストレスに対抗するホルモンすらつくり出されないということになる。つくり出されてもごくわずかであれば、到底ストレスに対抗していくことはできないということでもある。

自然界ではこうした機能の低下も織り込みずみということなのだろう。人間以外の動物はすべて、ビタミンCを自らつくり出すことができるのだ。敵と戦い、敵から身を守ることはストレスとの闘いでもある。いつ襲われ、今度はいつ食にありつけるかわからない世界だ。種の保存のため、おそらくその〝能力〟を失わなかったのだろう。

しかし、人間は違う。自らつくり出せないのであれば、必要な栄養素は積極的に取り入れていくしかないのである。

◉ストレス社会の救世主・ビタミンC

心的に受けるストレス、環境から受けるストレスなど、どのようなケースでも、ストレスを受けているということは、栄養素が消耗されているのだということにほかならないが、案外それを意識していない人が多いのではないか。ストレス社会といわれる現代においては、日々社会生活を送るなかで栄養素がどんどん目減りしてしまうのである。

しかし、そのようなストレスに対し、対抗するための栄養素もある。その筆頭にあげられるのは、先ほど述べたビタミンCだ。

イチゴを一日に8個食べれば、必要なビタミンCが摂れる、などと最近ではいわれているようだが、日常的にストレスを受けていれば、当然そんな量ではまかないきれない。

では、どのようにして摂るべきか。ビタミンCは水溶性で、身体に蓄積されない、つまり、どれほど多く摂っても、尿として排出されてしまうから、多量のビタミンCを摂っても意味はない、と考えている人は多い。

しかしじつは、ビタミンCは体内の臓器によっては高濃度に含まれており、必要量が増えたときのために貯蔵されているのである。その機能を担っている臓器のひとつが副腎である。副腎では、かなりの高濃度でビタミンCをため込んでおくことができる。ストレスをはね返すホルモンをつくり出す副腎は、ビタミンCを待ち望んでいる。このストレス社会に打ち克つためには、身体にビタミンCをつぎ込む努力を惜しまないでいただきたい。

その際のポイントは、一度にビタミンCを摂るのではなく、回数を増やして摂ることだ。ビタミンCを摂ってもっとも顕著にその効果を感じることができるのは、風邪をひいたときかもしれない。鼻の奥が痛い、背中がぞくっとする……そんな風邪の初期症状を感じたら、とにかくビタミンCを摂ってみてほしい。

◉飲酒・喫煙する人は、この栄養素不足に要注意

「仕事終わりの一杯のビール。これはやめられないねぇ～」

古くからお酒は「百薬の長」などといわれてきたが、もちろん、過ぎたるは及ばざるがごとし、である。

アルコールは体内に入ると分解されてアルデヒドが生成される。できたアルデヒドはさらに分解されて体外へ排出されるが、この〝分解〟という作業のすべてに「ナイアシン」がかかわっている。つまり、アルコールを飲めば飲むほど、ナイアシンは多く使われ、不足の状態が頻発してくるということになる。

大量のアルコールを飲んだときの「葉酸」の不足も見逃せない。ここで43ページの図を見ていただきたい。葉酸もナイアシンも〝上流〟に位置しているはずだ。

この位置でそれぞれの栄養素は、補酵素として働きながら神経伝達物質の代謝を促していく役割を担っているわけだが、上流で栄養素の不足が起こってくるということは、必然的に、下流に行けば行くほど、神経伝達物質の生成に乱れが生じてしまうことになる。

慢性アルコール中毒の症状には、ほとんどのケースでうつの症状が見られるが、これはナイアシンと葉酸が著しく不足していることを証明しているといっていい。

ビタミンB_{12}の吸収阻害が起こることも、アルコールを過剰摂取したときの特徴だ。ビタミンB_{12}は葉酸と類似の働きをする栄養素だが、不足すると脳の機能を落とすことにつながるという仕組みなのである。

タバコは、老化や病気の原因になるといわれるフリーラジカルの発生源となる。これはすでに周知の事実だろう。最近では禁煙場所が拡大され、喫煙家にとって肩身はますます狭くなっているが、それでもストレスを解消してくれるはずの1本のタバコが、ストレスに対抗するためのビタミンCを消耗してしまっていることは覚えておいてほしい。

飲酒も喫煙も、ストレスの解消につながったり、楽しいひとときの潤滑油になるという側面もあるのだから、飲んだり吸ったりするときは、身体のことを考え賢くつきあっていただきたいものだ。

お酒を飲むときは、おつまみに気をつけるのもいいだろう。ナイアシンを多く含む食品には、カツオやサバ、イワシなどの青魚、レバーなどがある。葉酸はレバーやウナギ、緑黄色野菜に比較的多く含まれている。ビタミンB_{12}は貝類などにとくに多い。これはアルコールを飲んでからでは吸収阻害を受けるので、たとえば、シジミのみそ汁などを、お酒を飲む前に摂るといった工夫も有効だ。

また、毎日のようにお酒を飲む人、ヘビースモーカーの人は、サプリメントなどで足りない栄養素を補うのもいいだろう。

◉痛みは鎮痛剤ではなく栄養素で解決しよう

鎮痛剤を手放せないという女性は多い。生理痛に悩まされたり、頭痛があったり、さらには、更年期を迎えてさまざまな不定愁訴と呼ばれる症状にもみまわれる。とかく女性は〝痛み〟とは縁が深いといえるかもしれない。

痛みは、痛みを感じる部位から発痛物質が出て、脳がそれを感知して「痛い！」という感覚を発現している。発痛物質にはプロスタグランジン、ロイコトリエンなどの物質があるが、痛みを消すには、その経路を断つことを考えればいいわけだ。

鎮痛剤にはその経路を断つ物質が含まれている。炎症を抑える物質も含まれている。痛みの対応や種類によっても違うが、たいていはアスピリン、解熱剤としてよく使われる。

こうした鎮痛剤のたぐいは、瞬時にはとても大きな効果を発揮する。飲んだとたん痛みは消えて、ラクになる。だから、再び痛みを感じると、

「そういえば、あのときに飲んだ薬がとてもよく効いたから……」

と、その薬に頼ることになる。そうしたことを繰り返すうち、多くは、心理的な依存というよりは、一種の中毒症状をきたしていることが、じつは多いのだ。

鎮痛剤を飲むことが習慣になっている人は、「痛みを栄養素の摂取で解決する」という考えにシフトするべきだ。

栄養のバランスが悪くなっていたり、栄養失調、あるいは低血糖症になってくると、さまざまな痛みが生じるようになる。女性に多い肩こりや頭痛などは、鉄不足によることが多い。低血糖症の場合でも、血糖値の維持のために分泌される多くのホルモンは、筋肉をこわばらせ、さまざまな痛みの原因となる。

また、摂取する脂質のバランスが乱れると、痛みがいつまでも持続する悪循環に陥ることになる。慢性の持続する痛みにお悩みの場合には、オメガ3系の脂質（魚油など）を多

めに摂取することだ。（181ページ参照）
痛みを根本から解消するには、充分かつ適切な栄養素を摂取する。薬に頼る対症療法ではなく、原因の根本に目を向けてみてほしい。

◉ダイエットで栄養不足になる人

リンゴやグレープフルーツ、バナナなどを食べる単品ダイエット、徹底的に脂肪分を取り除いた食事をするダイエット法、食べ合わせダイエット……などなど、これまでさまざまなダイエット法が提案されてきた。やり方はさまざまだが、どのダイエット法にも共通しているのは〝カロリー制限〟だ。

体重を減らすには、まず摂取カロリーを減らす。身体に入ってくるカロリーが減ってくると、人間の身体は自らの脂肪を燃焼させてそれに対応しようとする。脂肪を燃焼することができれば、痩せる。これが摂取カロリー量を減らしてダイエットをすることの基本的な考え方だ。

カロリー制限で、真っ先にターゲットになるのはたんぱく質だ。肉類はできるだけ摂るのを控えて、野菜たっぷりの食生活をするのがダイエットのセオリーとなる。肉類が食べたいときは、同じたんぱく質でもカロリーの低い植物性のたんぱく質を選択するほうがいいと考えて、ハンバーグを食べたいときは、肉ではなく豆腐でつくってはいかがか、ということになる。

確かに、消費するカロリーより摂取するカロリーが低ければ、体重は落ちる。しかし、たんぱく質が不足したまま体重が落ちるということは、筋肉を減らしているということを意味している。

筋肉を落とすダイエットでは、痩せ方はスピーディになる。ところが、痩せたあとの身体を見ると、二の腕が、いわゆる〝振り袖〟状態になっていたり、太ももが痩せたのはいいのだが、プヨプヨタプタプと、筋肉の締まりがなくなってしまう。

「とにかく痩せて、そのあとで運動をして筋肉をつけていけばいいだろう」

ほとんどの人は、そう思うらしい。だが、ことはそれほど単純ではない。筋肉から痩せると基礎代謝が落ちた身体になる。問題はここだ。

基礎代謝とは、呼吸や体温調節などの生命活動を維持するために、なにもしない状態や眠っている間にも自動的に消費されるエネルギーのこと。痩せたあとはこの基礎代謝が下がった状態になる。つまり、代謝できる能力が落ちているということだ。

たとえば、１２００キロカロリーを基礎代謝として代謝できていたものが、代謝能力が落ちてくると、それ以上のカロリーを摂取したときに代謝するのが至難の業《わざ》になるのだ。こうして起こるのが「リバウンド現象」だ。

基礎代謝能力が低くなっているにもかかわらず、「痩せたんだから、少しはいいか」と、痩せる前の食事に戻すと、逆に太り始めてしまうのだ。それを何度か繰り返していると、どんどん太りやすい体質に変わってしまうというわけだ。

また、たんぱく質が脳内の神経伝達物質の原料であるということを、思い出してほしい。ダイエットによりたんぱく質が不足すれば、当然脳にも影響が出る。

いずれにしても、カロリーを重視しすぎるあまり、たんぱく質を減らすのは、身体にとっても心にとっても、得策ではないということだ。

◉おすすめは糖質制限ダイエット

ダイエットを繰り返し、そのたびにリバウンドを経験している人は、多いに違いない。それはすなわち、間違ったダイエット法を取り入れているからにほかならないのである。そこに気づかないと、いつまでもダイエットを繰り返すことになる。

ダイエットは、「痩せてきれいになりたい！」という欲求を満たすものだけではない。いわゆる〝メタボ〟対策で、その必要性を医師から告げられている人も多いのではないだろうか。糖尿病、心筋梗塞、脳梗塞といった生活習慣病は、自ら積極的に予防しなければならない時代である。

ひと昔前、アメリカでは国をあげて「脂肪制限」を打ち出した。肉食中心のアメリカの食生活は肥満を増加させ、糖尿病や心筋梗塞など、さまざまな疾患を誘発するものだとの見解からだった。

ところが、近年になってその制限に有効性のないことが、次々に発表されているのである。全米健康調査によると、脂肪の摂取量は1971年（36・9％）より、2000年（32・8％）のほうが減っているにもかかわらず、肥満率は、逆に激増しているのだ。このデータにあらわれていたのは、糖質の摂取量の増加だった。肥満率の激増との因果関係を示したものだといえる。

しかも、米国疾病管理予防センターが発表したところによると、糖尿病の患者数が増加の一途だというのだ。1995年で800万人だったものが、2005年では2080万人、2007年には2400万人という、驚くべき増加の数値が出されている。

さらに2007年に、ハーバード大学のマリック博士らが発表したところによると、脂肪制限食は一時的に体重を下げるが、長期的に見ると、心臓疾患のリスクを軽減するというそれまでの〝定説〟には否定的だとしている。これまで肥満にとっての最大のターゲットは「脂肪」だと考えられてきたのが、いまその常識が覆されつつあるのである。

実際に、さまざまなダイエット法を一年間追って調べられた結果が、アメリカの医師会雑誌『JAMA』に発表されている。この雑誌は権威ある雑誌として知られ、はっきりと裏づけられた論文しか載せないことで知られるが、ここに掲載されたデータによると、4つのダイエット法を追跡した結果、「糖質制限」したダイエット法が、もっとも体重を減少させ、善玉コレステロールを上げて、中性脂肪を下げることがあきらかになったのだ。つまり、糖質制限ダイエットこそ、〝現代病〟を予防しながら体重を減少させるもっとも有効な方法であると、発表したのである。

一時期、日本人の肥満傾向やさまざまな疾病の発現は「食の欧米化」が原因とされたことがあった。動物性のたんぱく質を摂るようになって、日本人にはガンを始めとした病気が増えてきたのだと。しかし、現在の研究ではそれが否定され始めているのだ。

肥満を増加させているのは「糖質」だといっていい。さまざまな機関から発表されるデータのすべては、そのことを指し示している。ダイエットを考えるなら、糖質摂取を下げて、たんぱく質と脂質でしっかりとカロリーをとる。

もちろん、摂取カロリーが消費カロリーを上回ってしまっては減量が達成できないのは、基本の〝き〟として忘れてはならない。ただしこれらの事実は、日本の医師にはあまり知られておらず、残念ながら糖質制限ダイエットに否定的な勉強不足の医師が多いことも付け加えておこう。

◉「身体にいい」食事の意外な落とし穴

農薬や食品添加物の問題が取り沙汰されるなか、多くの人は、食に無防備であることはさまざまなリスクを負うことにつながるという認識を持っているに違いない。だから、よいと感じた食のあり方を取り入れていく。その姿勢はもちろん、否定されるべきものではないが、「身体にいい」とされる食事法には、じつは、落とし穴がある。それがたんぱく質不足だ。

ベジタリアンという言葉は、みなさんよくご存じだろう。野菜を中心とした食事を基本とし、肉食を排除するという食事法だ。道徳や宗教上からそれを選択する場合もあり、厳密にはさまざまなベジタリアンがいる。

動物由来の副生成物であるラードや肉エキス、だし類までを食さない人もいれば、乳製品に関してはゆるやかに考えているベジタリアンもいて、ひとくちにはいえないが、総じて、不足する栄養素はたんぱく質だ。

マクロビオティックという食事法は日本が発祥だ。玄米や全粒粉の小麦製品を主食とする、野菜は皮も根も食すなどを基本とするが、この食べ方でも、肉類や乳製品などは排除している。

どちらにも共通するのは、やはり、動物性のたんぱく質不足である。

１９７０年代にアメリカは「マクガバン・レポート」を発表した。ガンや脳卒中、心筋梗塞などの疾病が増えているのは、高カロリー、高たんぱく、高脂肪の食生活にある。食事の内容を改善しないかぎり、疾病は増え続けるだろう、というものだ。

そこで「理想的な食事」としてあげられたのが日本食だった。確かに、日本人に比べて3倍ほども肉食をする欧米人にとって、日本食は健康食ではある。ただし、レポートにあった「日本食」は、現代の日本の食生活ということではない。精製されていない穀類を主食とし、季節の野菜や海藻、魚介類が中心の食生活ということである。

「玄米食ということでいえば、マクロビオティックはいいのでは？」

しかし動物由来の食品を排除する食事では、やはり、たんぱく質が圧倒的に不足しているといえる。ふだん飽食をしている人が年に1〜2回程度、長くても1週間ほどその食事の摂り方をするのはけっして悪くはないが、常食となると、たんぱく質不足による脳の栄養不足が心配だ。

◉「脳にいい食べ方」を考えよう

では、「脳にいい」食事のあり方とはどんなものだろう。どんな食品を選び、どう食べたらいいのだろうか。

その答えのキーワードは「スロー」だ。

わたしたちの身体は、食べ物が入ってくると、血糖値を上げるホルモンがたくさん出てくる。出すぎると困るので、血糖値を下げようと、今度はインスリンというホルモンが放出されるが、じつは、この血糖値が急激に上下することが、脳にはとてもよくない状態なのだ。「スロー」がキーワードという理由はここにある。

血糖値がゆっくりと上がり、ゆっくりと下がっていく。この「血糖調整」がうまくいくことが、脳にいい食べ方の基本だ。

小さなころ、こんな言葉を親から投げかけられたことはなかっただろうか。

「食べるときはゆっくり。よく噛むと食べ物が甘くなって、あごも強くなるよ」

仕事の合間を縫って昼食を5分ですませなければならないこともあるだろうが、そうした状況から解放されたときは、とにかく、「ゆっくり」食べることを心がけていただきたい。ゆっくり食べることが、消化・吸収を穏やかにし、インスリンを必要以上に放出しないですむ食べ方なのである。同時に、リラックスして楽しんで食べることも心がけていただきたい。

「食べる」食品の選び方にも、当然、血糖値への配慮は欠かせない。消化・吸収がゆるやかな食品、つまり「スローフード」を選ぶことが基本だ。

炭水化物よりたんぱく質を選ぶことを基本に、たとえば、農薬を使わない自然が育《はぐく》んだ素材を、旬《しゅん》のうちに食べる、精製された白米ではなく食物繊維をしっかりまとった玄米を、精製した小麦粉のものではなく全粒粉でつくったパンを……など、自然由来の、氏素《うじす》性《じょう》のはっきりした食材を、選んで食べることだ。

「脳にいい食事」を考えていくとき指標となるのが、食品の「ＧＩ値」だ。

第3章の83ページに掲載した「おもな食品のGI値」の表をご覧いただきたい。「GI値」の枠に書かれているのがその数値だが、低いものほど、血糖値をゆるやかに上げていく食材ということになる。

GI値は、野菜も含めて70以下のものがベターだ。このライン以下のものが、いうならば「脳にいい」ということになる。

餅や精白米はそのラインから上にある。米を食べるなら、GI値56の玄米がいいということがわかる。食パンのGI値は91だから、全粒粉のパンを選択するのがいいということになる。

◉白砂糖を摂ることの問題点

最近でも、「砂糖は脳のエネルギー」というスローガンのもと、砂糖の摂取がすすめられることがある。スプーンに山盛りにされたグラニュー糖がこぼれんばかりの様が描かれ、そのスローガンがでかでかと印刷されたポスターが、いまも貼られている学校があるとも聞く。

そのすり込みはいまも根強く続いていて、

「ちょっと疲れてきたな……。脳が疲れてきた証拠だ。甘い物でも補給するか」と、チョコレートに手をのばしたり、コンビニに甘いおやつを買いに走る。甘い物を食べると満足感が得られると思ってそうしているのだが、じつはその〝思い込み〟には大きな問題がある。

脳を正常に働かせているのは、安定した血糖値だ。食材のなかに含まれている糖質を、ゆっくりと消化・吸収することによってのみ、その安定は得られる。甘い砂糖がその役割を担うことはない。むしろ、血糖値の安定をかき乱しているものこそが、砂糖だといっても過言ではない。

砂糖がなぜいけないか？　それは精製されすぎているからである。

人間の身体は、たんぱく質、脂質、糖質の「三大栄養素」を基本につくられている。いまほどいろいろな食べ物がなかった時代にも、自然に摂取できていた栄養素だ。だからこそ、わたしたち人間は命をつないできたわけだが、その栄養素のなかで、もっとも人間の手が加えられてしまったのが糖質だといえるのかもしれない。白米しかり、小麦粉しかり、真っ白な砂糖しかりである。

もちろん、糖質は身体を動かしたりするためのエネルギーとして必要ではある。それは本来なら、自然界に存在する食べ物で充分摂取できるものだった。ところが、自然界にはない砂糖という存在が出現したことにより、糖をコントロールする必要性が出てきたのだ。

わたしが常々思っているのは、「糖質＝砂糖」ではないということだ。糖質は栄養素のひとつであり、嗜好品に分類されるべきではないのだ。

しかし、わたしたちの生活のなかには、これでもかというほど砂糖が氾濫している。デパートに行けば、一番人通りのある出入り口付近にズラリとスイーツが並ぶ、清涼飲料水は自動販売機でいつでも、どこでも買えてしまう、コンビニへ行けばお菓子や菓子パン、アイスクリームなどが山と積まれている……。

人間はすでに〝甘い物〟を知ってしまった。だからこそ、コントロールする必要がある。どうしても甘い物が摂りたければ、白砂糖をメープルシロップに変えたり、血糖値を上げない甘味料を使うといった〝選択〟をしてほしいのだ。

「ただ漫然と〝バランスよく食べる〟ということではなく、なにを食べるべきで、なにを食べてはいけないのかを知ることこそ大切だと思いました」

これは、わたしがカウンセリングをした高校生の男子の母親からもらったメールの一文である。その子はひきこもりで、時に大暴れもするということで相談にきたのだが、その母親も「砂糖は脳にいい」と思い込んでいた一人だった。受験勉強のため、集中力をつけるためによかれと思い、甘い物をせっせと息子に与えていたという。

食べ物が豊富にあふれている現代だからこそ、なにを食べるべきか、なにを食べないべきかの選択が不可欠なのだ。

◉脳にいい油、悪い油を知る

血糖値をゆるやかに上げていくスローフードということでいえば、白米より玄米、炭水化物よりたんぱく質を摂るのがベストの選択だが、じつは、「脂肪」もゆっくりと血糖値を上げていくものなのだ。

ただし、脂肪には「よい脂肪」と「悪い脂肪」があることを知っておきたい。

悪い脂肪の代表にあげられているのが、トランス脂肪酸だ。脳梗塞、心筋梗塞など、身体への影響が取り沙汰されて、欧米ではすでに、規制が始まっている脂肪なのだが、日本にはまだその兆《きざ》しはない。

トランス脂肪酸はマーガリンを始め、マヨネーズやドレッシング、お菓子やパンをつくるときに使われるショートニング、アイスクリームやポテトチップスなど加工された食品の多くに使われている。

トランス脂肪酸が体内に入ってきてもっとも被害に遭うのは、細胞膜だ。当然、脳への影響は否定できない。イライラや不安感など、精神状態を悪くする脂肪として考えておかなければならない。ということは、いまあげた食品類は、食べてはいけない食品として選択しなければならないものということになる。

では、よい脂肪とはどんな油か。まず、大前提としてあげておきたいのは、油は使い古していないものを使うということだ。揚げ物などの料理をした場合、ほとんどの人は「まだきれいだから……」とストックしておいて、次の揚げ物料理に使っているのではないだろうか。油は時間が立つとすぐに酸化する。酸化したものがフリーラジカルをつくることは、みなさんすでにご存じだろう。

積極的に選んでいただきたいのは、いわゆるオメガ3と呼ばれている油だ。EPA（エイコサペンタエン酸）、DHA（ドコサヘキサエン酸）、アルファリノレン酸がその3つ。EPA、DHAはサバやイワシなどの背の青い魚に多く含まれている。アルファリノレン酸はシソ油、亜麻仁《あまに》油にたくさん含まれている。

ただ、シソ油や亜麻仁油はひじょうに不安定な性質を持っているため、保存が難しく、日常的に使うのは非現実的だといえる。そこで代用として使えるものはなにかといえば、比較的いいのがオリーブオイルだ。オメガ3系の必須脂肪酸ではないが、炒め物をするのでも揚げ物をするのでも、料理に使うなら、オリーブオイルがいいだろう。

◉食べる順番にもひと工夫を

ここで「血糖値をゆるやかに上げていく」食べ方の実験があるのでお伝えしておこう。

それは、カレーライスとキャベツを、先にどちらを食べたかで血糖値の上がり方を比べたものだ。キャベツ4分の1個を先に食べてからカレーライスを食べたときと、カレーライスを先に食べてキャベツをそのあとに食べたときとでは、圧倒的に、先にキャベツを食べたほうが血糖値の上がり方がゆるやかだったのだ。

この結果が意味しているのは、血糖値をゆるやかに上げていくには、野菜を先に摂るのがいいということだ。フランス料理などのコース料理などでは、まずドレッシングのかかった野菜が出され、あるいは前菜を食べてからメインディッシュへと移っていくが、これはひじょうに理にかなった食べ方なのだ。

わたしが栄養療法を指導するときによくいうのは、野菜は〝繊維〟と考えて摂るということだ。先ほどのキャベツの例のように、食物繊維には吸収をゆっくりとさせる作用がある。だから、食事のスタートは野菜にオリーブオイルとレモンを搾ったドレッシングをかけて、まず食べる。そうすると、そのあとで食べる食材が、繊維と油の影響で、吸収がひじょうにゆるやかになる。そういうふうに考えて食事を摂るだけでも、ずいぶんと身体と脳にはいい影響が出るものだ。

食物繊維と油を摂ったら、メインディッシュへ。それが肉や魚ということになる。ところが日本の場合、主食といえば米やパンがその位置にいる。それも白米や食パンなどだから、問題はややこしくなる。

日本の食卓の風景といえば、「いただきます」とまず、ご飯をひとくち食べて、それからおかずに箸を移していくのが通常のスタイルだが、じつはこの食べ方、血糖値を急激に上げてしまう食べ方なのだ。

懐石料理のコースで食事をすると、まず先付けなるものが出てきて、メインの食事へと移り、最終的にご飯でしめるという組み方がされているが、こうした〝順番〟を日々の食事に取り入れていっていただきたい。

食べ方の順番をまとめると、このようになる。まず繊維分（野菜など）を摂り、たんぱく質（肉や魚などのおかず）を食べて、みそ汁を飲み、最後に炭水化物（ご飯、できれば玄米）をごく少量摂る、という順番だ。

そしてもう一点、大切なのは早食いはしないこと。よく噛んで、ゆっくり食べることだ。消化は、食べ物を口のなかに入れたときから始まっているということを忘れないでいただきたい。

◉心を満たす食事のベストタイミング

食事のタイミングを考えるとき、まず目的はなにかを考える。太りたくないのであれば、夜寝る前に食べるのはよくない。フルーツの果糖はとくに脂肪になりやすいので、避けたほうがいい。

ただし、ストレスがたまっている、うつっぽい症状があって気になる、寝つきが悪いといったことであれば、寝る前に少量を、飲んだり食べたりといったことは有効になる。

寝る前のホットミルクは効果的だ。ホットミルクと一緒に、アーモンドを少量かじるのもいい。サプリメントを摂るのであれば、ビタミンB群を少し多めに、ホットミルクと一緒に摂るといいだろう。

これは夜寝ている間に、セロトニンやメラトニンといった調整系の神経伝達物質が出る状態にすることが目的だ。分泌がスムーズになれば、興奮系の神経伝達物質が脳のなかからなくなり、睡眠もぐっすりととれるようになる。

そして、朝の食事はしっかりと摂ること。「ブレックファースト」には「絶食を断つ」という意味があるが、まさに一番長く食事を摂らない寝ている間の時間を破るのが朝食だ。このときにしっかりと食べておかないと、昼食のころには空腹感がピークに達しているので、身体は次の飢餓状態のために脂肪を合成して蓄積する方向に向かうのだ。

だから、太らないことを目的とするなら、朝食はきちんと摂る。朝食を抜く習慣があるなら、無糖のヨーグルトとバナナを、せめて摂っておきたい。バナナはほかのフルーツに替えてもいい。

通常は、一日3食を食べていただきたい。空腹感は、健康な状態であれば、ひじょうに気持ちのいいものだ。「なにを食べようかな」などと、食事に対する期待や喜びが湧く。幸せ感をともなう空腹感とでもいえるだろうか。

ところが、血糖値に乱れがある人、つまり、うつっぽい状態を引き起こしている場合の空腹感は、ひじょうに焦燥感や飢餓《きが》感をともなっている場合が多いのだ。「食べなきゃ、食べなきゃ」と思う。すると「早く食べろ」と脳から指令が下りてくる。この状態は神経伝達物質を調節するセロトニン不足が起こっているということだ。

こうした状態のときこそ、「ゆっくり」食べることを心がけなければならない。実際にうつの症状を訴えている人には、一日に摂る食事を、5〜6回程度に分けるように指導している。朝、昼と食べ、午後の時間帯は多めに摂る。4時に一度食事を摂って、夕食、そして夜寝る前に少量を、という具合に、〝少量分食〟を心がけることだ。

その際のポイントは、必ずたんぱく質を食事に組み込むことである。食物繊維を摂ってからたんぱく質を。これが基本だ。

空腹感を覚えると、たいていの人がやってしまいがちなのが、チョコレートやキャンディのたぐいをポイと口に放り込むことではないだろうか。一時は空腹感も癒されるような感覚はあるが、空腹時の糖分は、急激に血糖値を上げるもとになる。避けなければならないのはいうまでもない。

◉新鮮な食材・旬の食材は栄養素が豊富

グローバル化した今日では、世界中の食べ物が手に入るようになった反面、「新鮮」「旬」

というキーワードで、まさにそれという食材に巡り会うことは、ひじょうに難しくなった。生活の基盤がどこにあるかでも違ってはくるが、都会で暮らしている場合、どれほど「新鮮」「旬」を謳っていても、栄養素がピークに達した食材に出会うことは少ないだろう。

それには、保存状態の技術向上が発達してきたという側面がある。採ってから口に入るまでの時間が長くなっているにもかかわらず、見た目は新鮮で、味も悪くはない。購入したときは新鮮、少し経ってもまだ新鮮、外見では一週間経っても、まだまだ新鮮な状態を維持している。

しかし、見た目を維持する技術は向上したかもしれないが、残念ながら栄養素は、採った瞬間から確実に減少している。そのことを前提に考えなくてはならない。

採れたてを食べる。収穫してから口に入るまでの時間が短いものを選ぶ。ハウス栽培より地物の野菜を選ぶ。それ以外に、その食材が持つ栄養素を充分に吸収することはできない。それができるのは、地域で育てたものを、地域で消費するという〝地産地消〟のスタイルでしか実現しないのかもしれない。

先ほど「スローフード」のものを選びたいということをお伝えしたが、実際は無農薬で育てた野菜を常に口にすることも、放し飼いで育てた地鶏を一般スーパーで購入することも、なかなか厳しいのが現状だ。それを求めすぎてしまうと、かえって窮屈《きゅうくつ》な日常を送らなければならない。だから、こう思っていただきたい。

「おいしいものを、おいしいと感じて食べる」

食材に関する栄養素に神経質になるとキリがない。そのときその瞬間の食事が楽しくなくなってしまう。食材を充分に選ぶことができないのであれば、「食べ方」を工夫する、といったことでもいいのだ。

◉栄養は「調理法」によってここまで変わる

食材に含まれている栄養素が、調理法によって機能する量が変化することも、知っておかなければならないポイントだ。

たとえば、食品中のたんぱく質にアミノ酸がどれほどバランスよく含まれているかを示す値に「プロテインスコア」という基準がある。卵を１００とすると、肉や魚は80〜90と比較的高いのだが、肉や魚は火を通して食べることが多い。その結果、調理方法によって栄養素が減ってしまうことがある。

欲をいえば、肉や魚類は可能なかぎり〝生〟がいいということになる。たとえば、牛肉などはウェルダンに焼いてしまうのではなく、レアやミディアムレアくらいに焼いて食べると、たんぱく質の摂取量は高くなる。たんぱく質の吸収から考えると、魚も刺身で食べるほうが効率よく摂ることができるというわけだ。

ちなみに、必要なたんぱく質の量は体重1キログラム当たり1〜1・5グラム。体重が50キログラムなら、50〜75グラムということになる。牛肉100グラムには約20グラムのたんぱく質が含まれているが、吸収されるのは8グラム程度である。

たんぱく質の摂取を心がけ、牛乳にきなこを混ぜて飲んでいるという人がいるが、たとえば、230グラムのきなこを混ぜるとして、含まれているたんぱく質は10グラム。吸収されるのは5・6グラムだ。もっとも効率的にたんぱく質が吸収できるのは生卵である。1個に含まれているたんぱく質6・5グラムはそのまま吸収される。

通常の食事から、たんぱく質を充分な量摂取することがいかに困難か、ご理解いただけたと思う。

もちろん、すべての食品が生で摂るのがいいというわけではない。身体の酸化を防止する栄養素で代表的なビタミンEを始め、ビタミンA、コエンザイムQ_{10}などの栄養素は油に溶ける性質（脂溶性）を持っているので、これらの栄養素を含んだ食材の場合は、油と一

◉たんぱく質のプロテインスコア

食　品	プロテインスコア
牛　肉	80
ア　ジ	89
豆　腐	51
大　豆	56
卵	100
牛　乳	74

一日のたんぱく質の必要量
体重1kg当たり 1〜1.5g程度

（例）体重50kgの場合、50〜75g必要

大豆（きなこ）**230g** ＝ たんぱく質 **10g** × プロテインスコア **0.56** ＝ **5.6g**

生　卵 **1個** ＝ たんぱく質 **6.5g** × プロテインスコア **1.00** ＝ **6.5g**

牛　肉 **100g** ＝ たんぱく質 **20g** × プロテインスコア **0.8** × $\frac{1}{2}$ ＝ **8g**

加熱調理で半減する

緒に摂取する、つまり炒めたり、オリーブオイルをかけるなどの調理法が、吸収率を上げるのだ。

◉プロテインスコアを考えた食べ合わせ

食事の内容をよりレベルアップするには、「食べ合わせ」も視野に入れておきたい。

たとえば、日本の食卓にのぼる回数の多い豆腐。湯豆腐にしたり、みそ汁に入れたり、冷や奴として食されるが、さて、みなさんは、どんな食べ方をしているだろう。

「冷や奴にはネギとショウガは欠かせない」という人は、そこにぜひカツオ節を加えてみてほしい。カツオ節はプロテインスコア90の食材。植物性のたんぱく質である豆腐のアミノ酸バランスの欠点を補う働きをするというわけだ。

納豆を食べる際にも、「ネギとカラシ」が基本という向きもあるかもしれないが、生卵をまぜて食べるほうが、バランスとしてはいい食べ合わせということになる。

卵も火を通すとたんぱく質の構造が変わってしまう食材だが、たとえば、卵丼を食べるときも、溶いて火を通す卵を1個にして、もう1個は生卵としてうえにのせるといったことでも、摂取できる栄養素の量は変わってくる。

あるいは、こんな食べ方もある。

「お肉類を食べると、お腹が張ってしまうんです」

そういう人は、肉を食べる前に、消化酵素を助けるパイナップルを食べることが効果的だ。パイナップルはもちろん生のものだ。レモン汁を搾った水を飲みながら食事をするというのもいい。食品を口に入れたときから消化は始まっているとお話ししたが、唾液が少ない人は咀嚼がうまくおこなわれないということが起こる。そうしたケースではレモン水は効果的なのだ。

◉それでも足りない栄養はサプリメントで

必要な栄養素は年齢でも違うし、男女でも異なる。職業やどんなライフスタイルをしているかでも違ってくる。

「三大栄養素はバランスよく摂っているつもりだし、ビタミンやミネラルにも配慮した食生活を心がけている」

そういった食のあり方はけっして間違いではないのだが、これまでお話ししてきたように、わたしたちの食生活は、カロリーは足りていても栄養素が絶対的に不足しているというのが現状だ。だから、正しい食事のあり方をしたうえで、それにプラスして、〝個人〟、つまり自分にとって必要な栄養素はなにか、ということを考えるのが理想だといえる。

たとえば、女性の場合に考えなければならないのは、鉄分の不足だ。ならば食事はできるだけ鉄分の多く含まれたものを、まず選んで食べる。きちんと考えて食材を選んでいても足りないことがほとんどだから、それを補うために、鉄分をサプリメントで摂るというふうに、プラスすることで、自分のための栄養管理をしていってはいかがだろう。

頭脳労働がおもな仕事であれば、ストレスも多いだろう。そうした場合は、ビタミンB群の消費がとくに顕著になるので、たんぱく質を多く摂るような食事を基本に考える。肉類を食べるときはビタミンBがより豊富な豚肉を選び、その延長線上に、ビタミンB群をプラスして摂っておくということだ。

自分にはどんな栄養素が不足しているのか、プラスしていったほうがいいものはなにかについては、94ページで紹介したライフスタイル別の栄養必要量が参考になるだろう。もう一度そのページに戻って、自分に不足している栄養素を考えてみていただきたい。

その際に気をつけなければならないのが、カロリーだ。自分にとって必要な栄養素だからといって、その食材を無制限に摂ると、結果、肥満につながってしまうといったことも起こってくる。このとき、カロリーコントロールが生きてくる。コントロールするためにサプリメントを利用することも、ひとつの方法だろう。

ちなみに、サプリメントを選ぶときのポイントとしては、できるだけ質のよいものを選ぶということだ。なぜなら、サプリメントの値段はそのほとんどが原材料費だからだ。高価なものは、その分質も高いといえる。ただし、必ずしも高ければいいとはいえないが……。

いまは通信販売などでもさまざまなサプリメントが出回っているので、自分に合ったものを選んでほしい。

◉うつを遠ざける３つの生活習慣

最後に、わたしが患者さんに指導している、食事以外にうつを遠ざける生活習慣を紹介しておこう。そのポイントは３つある。

ひとつめは運動だ。運動はしたほうがいい。運動をして汗を流したあとの爽快感というのは、うつの状態の焦燥感とは対極にある感覚だからだ。意識して対極にある行動をするというのは、どん底の状態にあるときは、確かに難しいことではある。だからこそ、生活のなかの習慣として、運動を取り入れることを、あらかじめ意識しておきたい。

「気持ちが落ち込みそうになったら、とにかく外に出て散歩をしよう」

「気分をリセットするために、週に一度はスイミングに通おう」

それがストレスを解消することにつながり、落ち込む気分を引き戻してくれるきっかけになる、という気持ちで、運動を取り入れていっていただきたい。

とはいっても、ふだん運動はあまりしないという人もいる。ストレス解消の意識が運動に向かない人もいる。そんな人にぜひおすすめしたいのが、食後の散歩だ。

散歩は食前では意味がない。食後しばらく経ってからでも効果はない。食後、箸を置いたら靴を履く。そのタイミングで散歩することに、運動の意味と、効果がある。

食事をすると血糖値が上がることはすでに述べた。血糖値が急激に上がりすぎること、上がりすぎた血糖値が急激に下がることが問題だともいってきたが、この上下を極力なだらかにもっていくことが、精神状態を安定させることにつながる。

その状態を、運動でサポートできるのが、食後の散歩というわけだ。血糖値が上がっている状態のときに筋肉を動かすと、そのときに使われる糖はインスリンを必要としない、あるいは少なくてすむのだ。散歩の効果はここにある。

日常的に、食後のあとを習慣にするのはそう簡単ではないかもしれない。ただ、ものは考えようだ。朝食を食べて出社するなら、一駅を歩いて電車に乗る。昼食は会社から少し離れたところで摂って、会社まで散歩気分で帰る。夕食後は、コンビニまでミネラルウォーターを買いに行く。そんなちょっとした〝散歩〟を生活のなかに組み入れてみてはいかがだろうか。

ふたつめは、季節や天候に注意することだ。

「冬期うつ」という言葉がある。文字通り、冬場になるとうつっぽい症状が出始めるという人がいるが、これは日照時間に関連しているのではないかといわれている。暗い夜の時間が長くなることがきっかけとなり、気分の落ち込みを加速させていくというわけだが、紫外線が少ないことも関連があるともいわれている。紫外線を受けて皮膚でビタミンＤはつくられているが、それが減少するために、うつ症状が出てくると考えられている。

３月、４月は進学、就職の季節だ。寒い季節と別れを告げ、ぽかぽかと暖かくなっていく季節。ウキウキとする気持ちが芽生えてもいいのだが、この季節もうつとは切り離せない。その理由は、他者と自分との比較がもっとも出やすい季節だからだ。

「同期が出世して、キャリアに差がついてしまった」

「友達は一流企業に就職したのに、それに比べて自分は……」

そういった気持ちがうつを引き寄せてしまう。逆に、4月は意気揚々とスタートを切ったものの、張りきりすぎて5月にエネルギーを早くも使い果たしてしまうというケースもある。環境の変化、他者の比較が、この時期のうつの原因の根底にあるようだ。

ふだんはあまり気にとめることはないが、気圧の変化がストレスを与える度合いも、じつは大きいのだ。当院に訪れた人のなかには、フィリピンで低気圧が発生すると、うつの症状が高じると感じる人もいるくらい、うつを抱えている人にとっては、気圧の変化が与える影響は大きい。変わりやすい天気が大きな負担を与えることもある。

「今日はいい天気だったのに、気分が落ち込むと思ったら、明日は雨か……」

こうした季節や天候の変動は、いかんともしがたいのだが、自分にその傾向があると感じているなら、予防策は講じておきたい。本書でお話ししてきた食事の内容や摂り方にはいつも以上に気を配り、早寝して、睡眠をしっかりとり、早起きを心がける。生体のリズムに沿った生活を基本と考えたい。

最後のポイントは、とにかく外に出ることだ。

うつの症状を抱えている人に共通して見られるのは、肌が感じる変化に疎《うと》いということだ。たとえば、冬でも天気のいい日は、日だまりがほっこりと暖かく感じたり、春になれば吹く風がやわらかくなる、しとしと梅雨に降る雨も、冷たくはないから傘をささずに出かけてみようかとか、夏の夕暮れ時、沈む太陽が照らし出す空の美しさ、秋になって徐々に色づく木々の葉……。心が健康でいたら、当然感じるであろうそうした変化に、目を向けることが極端に少ないのだ。

うつを感じると、どうしてもひきこもりがちになる。だれにも会いたくないし、人と接することすら億劫と感じることもあるだろう。そうしたときこそ、外に出ることをおすすめしたい。外に出れば身体を動かすことにもなるし、適度な刺激を感じることもできる。小さな変化ではあっても、まず環境を変えてみることだ。

なんとなく気分が落ち込んだときは、そんなときこそ、外に出て、うつの症状を解消する。小さな芽のうちに摘んでおくことがいいのは、間違いのないところだろう。

おわりに

本書では、「うつ」にならないための食べ方についてお話ししてきました。

ここでお伝えしてきた内容は、日常で得られる健康によい食生活とは異なる情報であり、読み終えて驚きや疑問をお持ちになっている方もいらっしゃるのではないでしょうか？

私はいまカナダのモントリオールにいます。ＩＳＯＭという本書で紹介したオーソモレキュラー療法の38回目の国際学会に出席するためです。この学会では、３日間のうち精神疾患領域についての演題が、約半分を占めています。その演題のタイトルには、『Dysglycemia - The Common Factor in Mental Disorders』のように、本書で紹介した食事や栄養・代謝と精神疾患の関係について、ふつうの話題として取り上げられています。

しかし日本の精神科学会を始め多くの心療内科系の学会では、毎年途方もない数の講演や発表があるのですが、食事や栄養との関係についての演題は、お目にかかることがありません。つまり日本の医師には、栄養不足によって精神症状が起こることは、まったく理解されていないのです。

私のクリニックを訪れる多くの患者さんは、すでに多くの薬を飲み続け、それでもつらい症状が改善しないために来院されます。そして初診時に血液検査をおこない、次の受診までの2週間、この本で取り上げた食事法に変更するだけで、改善傾向を示す方が大勢いらっしゃるのです。この本で紹介している食事に変更することはなんの危険もなく、すでにお薬によって治療されている方々にも応用可能なものです。こんなに簡単で安全な方法であるなら、試してみることをためらう理由はないのではないでしょうか。

いまは、若い女性や子どもたちまで、簡単に抗精神病薬が処方され、副作用に苦しみ、減薬や投薬の中止ができずに悩まれている方が大勢いらっしゃいます。わたしはこの現状に大きな問題意識を持ち、機会をいただいたときには、講演などを通して、一般の方々へ脳と栄養について理解していただく活動をおこなってきました。

日本におけるオーソモレキュラー療法は、25年前に私の恩師である金子雅俊先生によって始まりました。その後、金子先生のまさに地道な草の根運動によって、継続して情報が伝えられてきました。医師の分野ではまだ数えるほどの人数ですが、臨床の分野で応用してくれる医師が確実に増えています。国際学会に出席して振り返ってみると、日本でおこなわれているオーソモレキュラー療法は、実践している医師の数は少ないものの、治療の質については世界的に見ても一流であることを実感しています。

本書の出版にあたり、まったくといっていいほど知られていない情報を本として世に出そうと企画し、貴重な機会を与えてくれた青春出版社の深沢美恵子さんには、この場をお借りして深く感謝いたします。また日本中の医師から理解されていない治療法にもかかわらず、わたしのクリニックを訪れてくれる多くの患者さん、私のブログを参考に果敢に挑戦されている多くの見知らぬ皆さん、わたしの性格を理解し支えてくれているクリニックのスタッフ、ほとんど週末がない状況を許してくれている家族にも、あらためてありがとうといわせていただきたいと思います。

一人でも多くの方が、生き生きと自分の人生を楽しむことができるよう、本書が少しでもお役に立てればと心から願います。

２００９年５月４日　カナダ　モントリオールのホテルにて

新宿溝口クリニック
【ホームページ】http://www.shinjuku-clinic.jp　【電話】０３‐３３５０‐８９８８

付録 脳の栄養不足を防ぐ食べ方ガイド

①栄養摂取の目安

◉たんぱく質

食　材	1食分の目安	栄養素量
ウナギ白焼き（1串）	100g	23.0g
本マグロ赤身（1切れ）	80g	21.1g
トビウオ（1切れ）	80g	16.8g
豚モモ肉	80g	16.4g
サバ（1切れ）	80g	16.2g
紅鮭（1切れ）	80g	15.8g
和牛ヒレ肉	80g	15.3g
豚肩ロース	80g	14.5g
豚レバー	50g	10.2g
鶏レバー	50g	8.5g
プロセスチーズ	30g	6.8g
卵（1個）	50g	6.2g

◉カルシウム

食　材	1食分の目安	栄養素量
エメンタールチーズ	30g	360mg
ヨーグルト（1カップ）	210g	252mg
プロセスチーズ	30g	249mg
牛乳（1本）	210g	231g
豆腐（1/2丁）	150g	180mg

◉ヘム鉄

食　材	1食分の目安	栄養素量
アサリ水煮	30g	11.3mg
豚レバー	50g	6.5mg
鶏レバー	50g	4.5mg
スモークレバー	20g	4.0mg
牛モモ赤身肉	80g	2.2mg
牛レバー	50g	2.0mg

◉亜鉛

食　材	1食分の目安	栄養素量
牡蠣（小2個）	70g	9.2mg
和牛肩赤身肉	80g	4.6mg
ラム肩肉	80g	4.0mg
豚レバー	50g	3.5mg
スルメ	50g	2.7mg
ウナギ白焼き（1串）	100g	2.7mg

◉食物繊維

食　材	1食分の目安	栄養素量
えんどう（フライ・味付け）	30g	5.9g
干しひじき	10g	10g
干し椎茸（大2個）	10g	4.3g
アーモンド（煎り・味付け）	30g	3.5g
納豆	50g	3.3g

◉ビタミン B_6

食　材	1食分の目安	栄養素量
カツオ（1切れ）	100g	0.76mg
マグロ（1切れ）	80g	0.68mg
サケ（1切れ）	80g	0.51mg
サンマ（1尾）	100g	0.51mg
牛レバー	50g	0.44mg

◉ナイアシン

食　材	1食分の目安	栄養素量
たらこ（1/2腹）	40g	19.80mg
春鰹	100g	19.00mg
ビンナガマグロ	80g	16.56mg
豚レバー	50g	7.00mg
牛レバー	50g	6.75mg

◉葉酸

食　材	1食分の目安	栄養素量
鶏レバー	50g	650mg
牛レバー	50g	500mg
豚レバー	50g	405mg
菜の花	50g	170mg
枝豆	50g	160mg

②タイプ別・不足しがちな栄養素

- ストレスが多い人……ビタミンB_6、C
- お酒を飲む人……ビタミンB_{12}、ナイアシン、葉酸
- タバコを吸う人……ビタミンC
- ダイエット中の人……たんぱく質

③食べ方のポイント

- 成分表示をよく読み、砂糖や吸収の速い糖類が含まれる食べ物やお菓子は避ける。
- GI値が低い食品を選ぶ（GI値が低くても、でんぷん類は血糖値を上昇させるので控えめにする）。
- 血糖値を急激に上げないよう、食べる順番を意識する（食物繊維→たんぱく質→汁物→糖質の順）。
- 早食いをせず、30回以上噛んで食べる。
- 甘さ控えめを心がける（煮物やすき焼きなどの味付けにも注意する）。
- 質のいい油を摂る（青魚に含まれる脂や、シソ油、亜麻仁油、オリーブオイルなど）。
- 栄養価が高い、新鮮な食材や旬の食材を選ぶ。

④一日の中での食事バランス

【朝食】一日のなかで一番ボリュームを持たせる。ベーコンエッグやスクランブルエッグ、コンソメスープ、ナッツやフルーツをそえたヨーグルトなどがおすすめ。

【昼食】糖質（ごはんなど）の量は少なくし、高たんぱく質、高食物繊維を心がける。外食する際は、ラーメンや丼などの一品料理は避け、定食など多品目のものを選ぶ。
定食は主食（ごはん）の量を減らし、おかずを中心に食べる。

【間食】昼食から4～5時間後に摂る。甘い物ではなく、ゆで卵やナッツ、チーズなどを食べる。

【夕食】豚肉や牛肉などの高たんぱく質の食材をメインにたっぷり摂る。主食（ごはん）は抜き、夜遅くの食事は控えること。

青春新書 INTELLIGENCE

こころ涌き立つ「知」の冒険

いまを生きる

"青春新書"は昭和三一年に──若い日に常にあなたの心の友として、その糧となり実になる多様な知恵が、生きる指標として勇気と力になり、すぐに役立つ──をモットーに創刊された。

そして昭和三八年、新しい時代の気運の中で、新書"プレイブックス"にその役目のバトンを渡した。「人生を自由自在に活動《プレイ》する」のキャッチコピーのもと──すべてのうっ積を吹きとばし、自由闊達な活動力を培養し、勇気と自信を生み出す最も楽しいシリーズ──となった。

いまや、私たちはバブル経済崩壊後の混沌とした価値観のただ中にいる。その価値観は常に未曾有の変貌を見せ、社会は少子高齢化し、地球規模の環境問題等は解決の兆しを見せない。私たちはあらゆる不安と懐疑に対峙している。

本シリーズ"青春新書インテリジェンス"はまさに、この時代の欲求によってプレイブックスから分化・刊行された。それは即ち、「心の中に自らの青春の輝きを失わない旺盛な知力、活力への欲求」に他ならない。応えるべきキャッチコピーは「こころ涌き立つ"知"の冒険」である。

予測のつかない時代にあって、一人ひとりの足元を照らし出すシリーズでありたいと願う。青春出版社は本年創業五〇周年を迎えた。これはひとえに長年に亘る多くの読者の熱いご支持の賜物である。社員一同深く感謝し、より一層世の中に希望と勇気の明るい光を放つ書籍を出版すべく、鋭意志すものである。

平成一七年　刊行者　小澤源太郎

著者紹介

溝口 徹〈みぞぐち とおる〉

1964年神奈川県生まれ。福島県立医科大学卒業。横浜市立大学病院、国立循環器病センターを経て、1996年、痛みや内科系疾患を扱う辻堂クリニックを開設。2003年には日本初の栄養療法専門クリニックである新宿溝口クリニックを開設する。栄養学的アプローチで、精神疾患のほか多くの疾患の治療にあたるとともに、患者や医師向けの講演会もおこなっている。著著に『診たて違いの心の病』(第三文明社)などがある。

「うつ」は食《た》べ物《もの》が原因《げんいん》だった！ 青春新書 INTELLIGENCE

2009年6月15日　第1刷

著　者　溝《みぞ》口《ぐち》　徹《とおる》

発行者　小澤源太郎

責任編集　株式会社プライム涌光

電話　編集部　03(3203)2850

発行所　東京都新宿区若松町12番1号 〒162-0056　株式会社青春出版社

電話　営業部　03(3207)1916　振替番号　00190-7-98602

印刷・中央精版印刷　製本・誠幸堂

ISBN978-4-413-04238-3

こころ涌き立つ「知」の冒険!

青春新書
INTELLIGENCE

図解 ニュースの裏がわかる! 資源の世界地図	永濱利廣 鈴木将之〔編〕	PI・217
一年は、なぜ年々速くなるのか	竹内 薫	PI・218
図解 でスッキリ! 超入門 「哲学」は図でよくわかる	白取春彦〔監修〕	PI・219
遺品整理屋は聞いた! 遺品が語る真実	吉田太一	PI・220
ストレス・ゼロの 快速パソコン術	コスモピア パソコンスクール	PI・221
図説 地図とあらすじでわかる! 古事記と日本書紀	坂本 勝〔監修〕	PI・222
「流れ」がどんどん頭に入る 一気読み! 日本史	瀧音能之	PI・223
脳がよみがえる断食力	山田豊文	PI・224
世界を掌握する"未来戦略" 進化するグーグル	林 信行	PI・225
パソコンの"重い・遅い"が スッキリ解決する本	オンサイト〔編〕	PI・226
鉄砲伝来から開国前夜まで 日本史を動かした外国人	武光 誠	PI・227
患者さんには絶対言えない 大学病院の掟	中原英臣	PI・228
No.1テレアポ職人が教える ズルい! 営業術	竹野恵介	PI・229
仕事がサクサク! パソコン整理の裏ワザ	戸田 覚	PI・230
世界と日本のキーワード 2つの「違い」がきちんと言えますか?	村上玄一	PI・231
日本人の心を伝える 思いやりの日本語	山下景子	PI・232
図説 地図とあらすじでわかる! 万葉集	坂本 勝〔監修〕	PI・233
図説 地図とあらすじでわかる! 聖書	船本弘毅〔監修〕	PI・234
数学者が読み解く仏教世界 冥途の旅はなぜ四十九日なのか	柳谷 晃	PI・235
名画に隠された秘密 美女の骨格	宮永美知代	PI・236
長寿遺伝子を オンにする生き方	白澤卓二	PI・237
「うつ」は食べ物が原因だった!	溝口 徹	PI・238

※以下続刊

お願い ページわりの関係からここでは一部の既刊本しか掲載してありません。折り込みの出版案内もご参考にご覧ください。